目でみる
白内障検査の進めかた

共著

岩手医科大学眼科教授
黒坂大次郎

岩手医科大学眼科視能訓練士
昆　　美保
金子　亜季
阿部麻里子

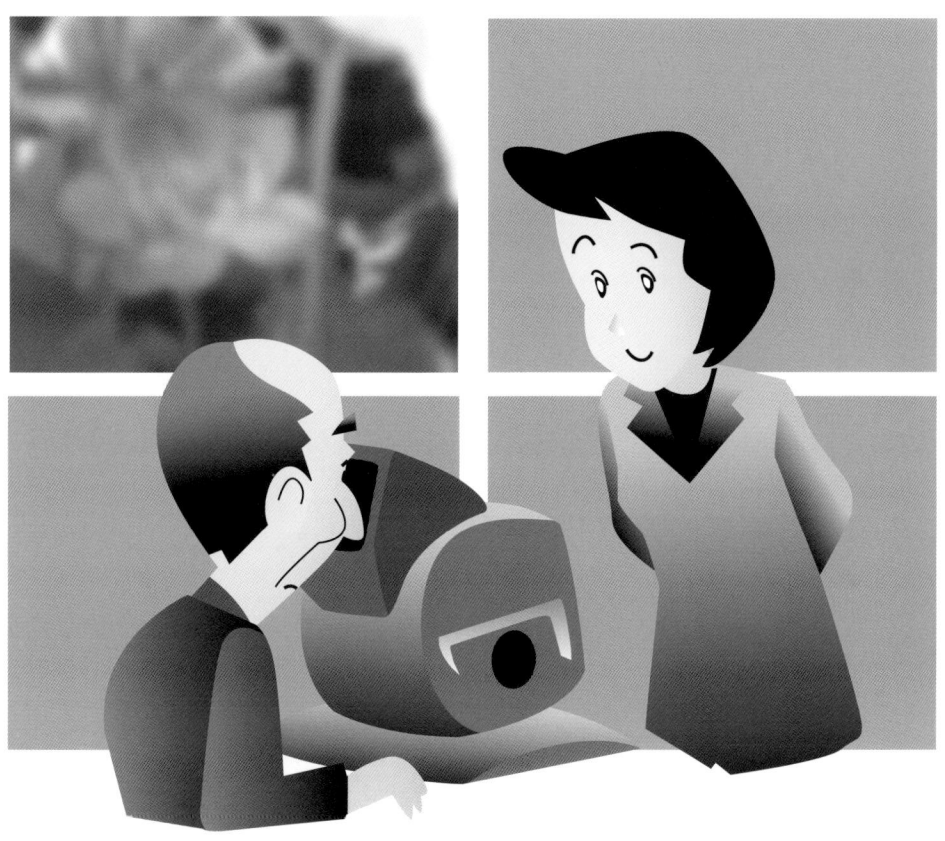

金原出版株式会社

Illustrated Techniques of Eye Examinations for Cataract Surgery

Authors
Daijiro Kurosaka, M. D.
Professor of Iwate Medical University

Miho Kon
Orthoptist of Iwate Medical University

Aki Kaneko
Orthoptist of Iwate Medical University

Mariko Abe
Orthoptist of Iwate Medical University

© First Edition 2013
by KANEHARA & Co., Ltd. Tokyo
Printed and Bound in Japan

序　文

　白内障手術は，ここ数十年で大きく進歩しました．大きな切開創をあけ，水晶体核をそのまま取り出していた時代から，眼内で乳化吸引する時代へ，そしてここ数年は切開創も2mm程度にまで小さくなりました．これに伴い術後の視機能も早期から回復するようになり，手術の安定性が増すとともに，多焦点眼内レンズ，トーリック眼内レンズがリバイバルしてその効果を現実のものとしています．このような状況下で，白内障手術眼の視機能を最大限に上げ，患者の満足度を向上させるための最も重要なファクターは，眼内レンズ度数決定に代表される白内障術前検査になっています．眼軸長測定にしても，その0.1mmの誤差が術後の裸眼視力に影響します．

　これらの状況を反映し，より正確で詳細なデータを追究するために，様々な機器が改良され新たに登場してきました．ここ5，6年でも，それらの機器の進歩には目を見張るものがあります．しかし一方で，様々にめまぐるしく改良される機器，そしてそれらが出してくれる詳細なデータは，時に情報過多となって現場を混乱させます．標準的な眼軸長や角膜形状の眼で，ある程度慣れた検者が検査を行う分にはほとんど問題がないかもしれません．しかし，例えば高度近視眼の測定になると，様々なデータは時にばらつき相互に矛盾する場合があります．さらに検査を進めたり眼内レンズ度数計算を行ったりするうえで，これらデータの扱いを適切にしないと，その精度に大きな影響を与えかねません．これを防ぐには，各々の機器がどのような原理でデータを出しているのかを理解し，その特性を把握しておくことが必要になります．そうすれば，データの違いやばらつきが検査機器の精度の問題なのか，検査する者の技量によるものなのか，機器の特性によるものなのか，それらを的確に見極め評価することが可能になります．本書は，この観点に立って，できるだけわかりやすく，理解できるように，機器の原理や特徴を記述するように心がけました．皆様の日ごろの検査に少しでもお役に立てれば幸いです．

　最後に，原稿が少しできると，機器の改良で，一部が振出しに戻り，それを書き直しているうちに次の機器が代わりと，いつのまにか，このお話をいただいてから何年もの歳月が経過してしまいましたが（本当は私の怠慢が最大の原因ですが），懲りずに最後まで原稿をまとめていただいた金原出版の方々に深く御礼を申し上げます．

平成25年10月

黒坂大次郎

目　次

1　白内障手術の目的と実際　……　1
- A．白内障手術の目的　……　1
- B．白内障の手術術式　……　1
- C．術中合併症　……　2
- D．術後合併症　……　3

2　白内障手術検査に必要な基礎知識　……　4
- A．眼球の解剖　……　4
- B．光学的知識　……　4
  1．屈折（光線）　……　4
  2．回折（波）　……　5
  3．球面収差　……　6
- C．眼内レンズの種類とその特性　……　7
  1．眼内レンズの素材　……　7
  2．非球面眼内レンズ　……　7
  3．トーリック眼内レンズ　……　7
  4．多焦点眼内レンズ　……　8
- D．眼内レンズ度数計算　……　9
  1．必要なデータ　……　9
  2．計算式とその誤差　……　9
  3．計測値の誤差　……　10
- E．白内障術前・術後の視機能評価　……　10
- F．白内障術後の理想的な眼　……　11

3　検査を始める前に　……　13
- A．検査の順序の原則　……　13
- B．特殊な場合　……　13
- C．検査の基本的な手順　……　13
  1．被検者への説明のポイント　……　13
  2．セッティングのチェック　……　14

4　屈折検査　……　16
- A．屈折とは　……　16
  1．正視　……　16
  2．遠視　……　17
  3．近視　……　17
  4．乱視　……　17
- B．屈折検査　……　19
  1．屈折検査の種類　……　19
  2．他覚的屈折検査　……　20
  　・オートケラトレフラクトメータ　……　20
  　・レチノマックス　……　21
  3．自覚的屈折検査（レンズ交換法）　……　23

5　視力検査　……　24
- A．視力とは　……　24
- B．視力検査　……　25
  1．遠方視力検査　……　26
  2．近方視力検査　……　27
  3．焦点深度測定　……　30
  4．中間視力検査　……　30
  5．MNREAD-J　……　31
  6．特殊例　……　33

6　角膜曲率半径測定　……　36
- A．角膜曲率半径測定の目的　……　36
- B．角膜曲率半径測定の特徴　……　36
- C．測定の実際　……　37
  1．オートケラトレフラクトメータ　……　37
  2．IOLマスター　……　39
  3．異常角膜患者の角膜曲率半径の測定　……　41

7 コントラスト検査 — 42

A．コントラスト感度とは — 42
1．コントラスト閾値 — 42
2．コントラスト感度 — 43
3．コントラスト感度特性 — 43
4．コントラスト感度の特徴 — 43
5．コントラスト感度の測定意義 — 44

B．コントラスト検査 — 45
1．コントラスト感度の種類 — 45
2．コントラスト感度検査の問題点と限界 — 47
3．チャート式と覗き込み型器械の特徴 — 49

C．コントラスト感度検査装置 — 51
1．CAT-CP — 51
2．LC-10 — 55
3．Pelli-Robson Contrast Sensitivity Chart — 57
4．CSV-1000 — 60
5．オプティックビジョンテスター 6500 — 63
6．コントラストグレアテスター CGT-2000 — 67

8 角膜内皮検査 — 70

A．角膜内皮細胞とは — 70
B．角膜内皮細胞測定の目的 — 71
C．測定の実際 — 71
1．FA3809Ⅱ — 71
2．スペキュラーマイクロスコープ EM-3000 — 74
3．スペキュラーマイクロスコープ SP-3000P — 78

9 眼軸長検査 — 81

1．眼軸長測定の目的 — 81
2．眼軸長測定法の種類とその特徴 — 82

A．眼軸長検査(1)―超音波Aモードの特徴と測定法 — 84
1．超音波Aモードの特徴 — 84
2．測定方法の選択 — 86
3．測定モードの選択 — 87
4．測定前に必要な確認事項 — 88
5．測定の実際 — 91
6．検査のパフォーマンスチェック — 95
7．正常波形の見方 — 96
8．記録用紙の見方 — 98

B．眼軸長検査(2)―IOLマスターの特徴と測定法 — 99
1．IOLマスターの特徴 — 99
2．測定前に必要な確認事項 — 101
3．IOLマスター検査の実際 — 101
4．正常波形の見方 — 104
5．記録用紙の見方 — 105

C．眼軸長検査(3)―OA-1000 Advance — 106
1．OA-1000の特徴とIOLマスターとの違い — 106
2．正常波形の見方 — 108
3．記録用紙の見方 — 108

10 瞳孔径計測 — 110

A．瞳孔径計測 — 110
B．瞳孔径検査 — 110
1．両眼電子瞳孔計 ET-200 — 110
2．プロシオン P3000 — 112
3．ほかに市販されている電子瞳孔計代表機種 — 114

11 光学的検査(1) 角膜形状解析 — 115

A．検査の目的 — 115
B．測定の実際 — 115
角膜形状/屈折力解析装置 OPD-Scan Ⅲ — 115

| 12 | 光学的検査(2) 波面収差解析 121
A．波面収差とは 121
B．原理 122
C．検査の目的 122
D．特徴 122
E．測定の実際 122

| 13 | 眼内レンズ計算 128
A．超音波Aモード 128
B．IOLマスター 129
C．A定数の最適化 130
D．光干渉式眼軸長測定装置 132
E．光線追跡法(OKULIX)—IOLパワー
　　計算ソフト 133

索引 135

1 白内障手術の目的と実際

A 白内障手術の目的

- 白内障により低下した視機能を回復させること。
- 現在は手術成績が安定し，視力が低下しない時点でも手術が行われ，矯正視力の改善だけでなく，裸眼視力の改善や羞明感の軽減などにより視機能を向上させることも目的となっている。

B 白内障の手術術式

- **超音波乳化吸引術**（図1）が最も一般的である。超音波チップにより水晶体の核を眼内で破砕し，吸引除去する方法である。切開創は縫合せず，自己閉鎖させる。惹起される乱視は，切開幅により影響を受けるが，2 mm 前後の切開幅ではほとんど生じない。
- **水晶体嚢外摘出術**（図2）は，水晶体核を核を乳化せずにそのまま娩出する方法で，核が硬い場合，後嚢破損が生じた場合などに選択される。核をそのまま出すので9 mm 程度の切開創が必要で，基本的に縫合する。術後乱視が惹起され，その安定に3カ月程度の時間を要する（術後眼鏡処方までの期間が3カ月程度になる）。

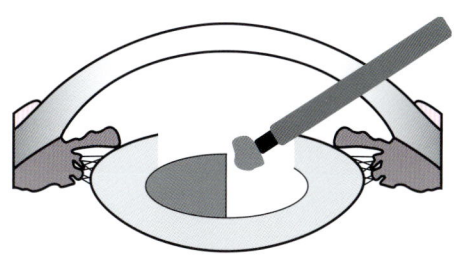
図1　超音波乳化吸引術

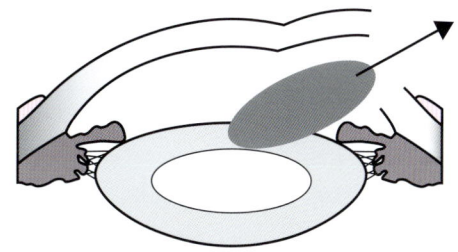
図2　水晶体嚢外摘出術

- **水晶体嚢内摘出術**（図3）は，水晶体をそのまま取り出す方法で，水晶体を支えるチン小帯が広範囲に断裂した場合や脆弱な場合に選択される。切開幅は最も広く，術後の視機能回復・安定に時間がかかる。
- **眼内レンズ**は，超音波乳化吸引術・水晶体嚢外摘出術では水晶体嚢内に挿入する（図4）。チン小帯が脆弱な場合や後嚢破損を生じた場合には，毛様溝（水晶体前

囊と虹彩の間）に固定する（図5）。この場合，囊内固定に比べ眼内レンズの固定位置が前房側へ移動することになり，術後の屈折値に影響する（図6）。

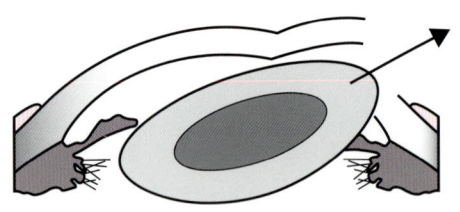

図3　水晶体囊内摘出術

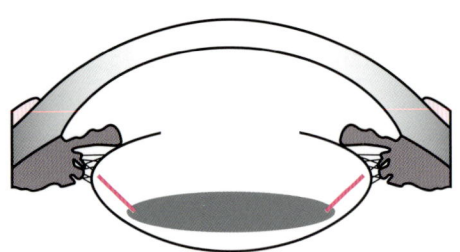

図4　眼内レンズ囊内固定

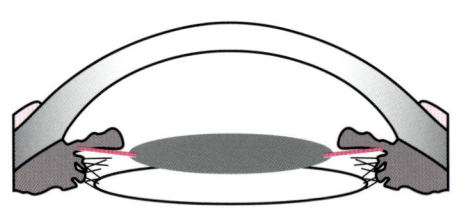

図5　眼内レンズ毛様溝固定

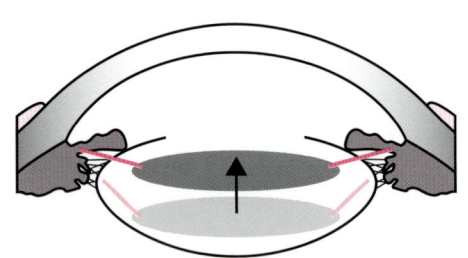

図6　眼内レンズの固定位置による前房深度の変化

毛様溝に固定されると，眼内レンズの挿入位置が角膜側へ移動し，近視化する。

- 水晶体囊内摘出術・ある程度以上のチン小帯断裂や後囊破損時の場合は，眼内レンズを支持する水晶体囊がない（または不十分な）ため毛様溝に縫着となる。対称的に縫着されないと，眼内レンズの傾きや偏位をきたし，乱視などの原因となる。

C　術中合併症

- 後囊破損，チン小帯断裂，創口閉鎖不全，角膜内皮損傷などがある。
- **後囊破損**は水晶体後囊が破損したもので，多くの場合，硝子体脱出を伴う。軽度であれば眼内レンズは水晶体囊内に固定されるが，毛様溝固定となることが多い。水晶体皮質・水晶体核の小片・血液などが硝子体側へ回ると，術後に飛蚊症を訴える原因となる。また，残存した水晶体皮質や核は，術後炎症を増悪させる。硝子体が創口に陥頓すると，ときに瞳孔偏位を生じ，網膜剝離や囊胞様黄斑浮腫（cystoid macular edema；CME）を起こしやすくなる。
- **チン小帯断裂**は，外傷眼・偽落屑症候群・網膜色素変性・ぶどう膜炎の既往，浅前房がある場合に生じやすい。眼内レンズが毛様溝に固定される場合がある。ま

た，嚢内に固定された場合には，術後の眼内レンズ偏位や，前嚢切開窓が収縮して減少し，視機能低下を起こす場合がある（前嚢収縮は術後1～2カ月程度で起こる）。断裂が180度以上に及ぶと，眼内レンズを縫着する必要がある。

- **創口閉鎖不全**は，手術操作によって創口がダメージを受け自己閉鎖しなくなったもので，縫合が必要になる。縫合に伴い角膜乱視が惹起されることが多い（小さな切開創ほど縫合の影響が出やすく，不正な乱視をつくりやすい）。
- **角膜内皮損傷**は，術中の操作により角膜内皮細胞がダメージを受けるもので，通常の手術でも5％程度は角膜内皮細胞が失われる。角膜内皮のダメージが強いと，術後角膜上皮・実質の浮腫を生じ，角膜の透明性が低下し，視力の回復に時間がかかる。一般的に，核が硬い症例，術中合併症を生じた症例でダメージが強くなる。

D 術後合併症

- 術後早期の合併症として，術後高眼圧，嚢胞様黄斑浮腫（CME），術後炎症などが生じる。
- **術後高眼圧**は基礎疾患として緑内障がある人で起こりやすく，それ以外では術中に使用した粘弾性物質が一部残存し眼圧が上昇する。粘弾性物質の性質により眼圧上昇の期間・程度が異なる。通常は術後1，2日で軽快することが多い。術翌日の高眼圧はときに角膜浮腫を起こし，視力の回復を妨げる（術翌日の角膜浮腫は角膜内皮障害単独でも生じるが，高眼圧では角膜上皮浮腫を起こし，内皮障害ではデスメ膜皺襞を伴う。また，閉瞼していると角膜が酸素不足になり浮腫が増悪する場合があり，眼帯を外ししばらくすると浮腫が軽減する場合がある）。
- 炎症が遷延する場合などでは，術直後に良好な視力が得られても術数週後に視力が低下することがあり，**CME**が生じることがある。OCTにより黄斑部に浮腫を認める。
- ぶどう膜炎などの基礎疾患や術中合併症などで手術操作が多くなった場合などでは，**術後の炎症**が強くなりフィブリンの析出などが生じ，視機能の回復が遅れる。通常は時間経過とともに改善していく。
- **術後眼内炎**は，急激な視力低下を伴って生じるもので，急性のものは術後2週以内に起こることが多く，数時間の経過で急激に症状が悪化していくのが特徴である。緊急の処置（抗菌薬の投与，硝子体手術など）が行われる。

2 白内障手術検査に必要な基礎知識

A 眼球の解剖（図7）

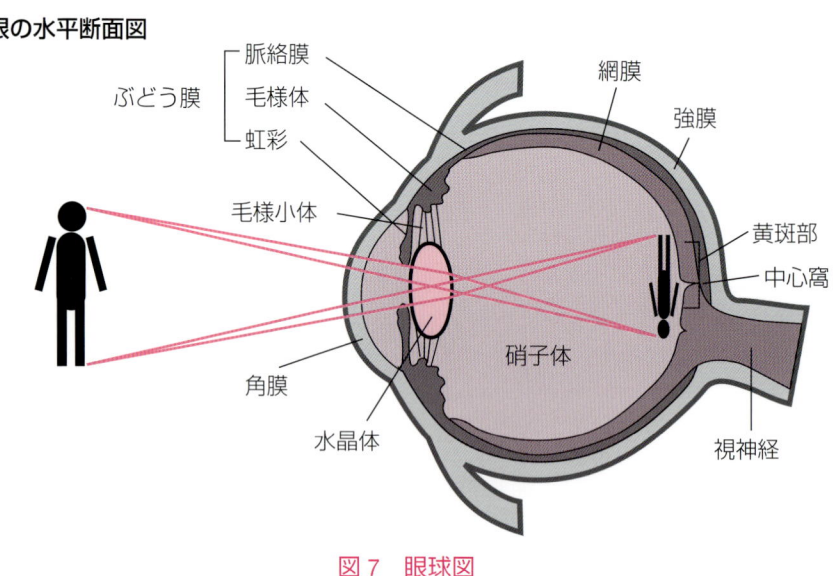

図7 眼球図

B 光学的知識

　光は，日常では直進する光線としてとらえられるが，実際には電磁波であり，波としての性質を持っている。通常の白内障検査では，直進する光線として幾何光学的な解析が行われるが，ときに波としての性質が応用されている。

1 屈折（光線）

- ガラスやプラスチックなどに光線が当たると，光はその境界面でその進路を変更する。一部は，反射して入射した方向と対称的な方向へ進む（反射）。残りの光は，進行方向を少し変化させて進んでいく。この性質を**屈折**という。
- 屈折する（曲がる）程度は，光が通過してきた材質と入射する材質（ガラスやプラスチックなど）との差による。それぞれの光にとっての材質は**屈折率**で表され，屈折率が同一の材質では差がないために光は屈折せず，直進する。屈折率の異なる材質では光は曲がり，屈折率の差が大きいほど光は大きく屈折する。

- 生体内での光の曲がる（屈折）程度は，空気中での曲がる（屈折）程度とは異なる。空気（屈折率：1）中を進んできた光は角膜（屈折率：1.376）に入るが，両者の屈折率には差が大きいので，光は大きく曲がる（屈折する）。角膜を進んだ光は前房水（屈折率：1.336）に入るが，この場合には屈折率の差が小さいので光は曲がりにくい。本来，空気中に角膜を取り出せば，前面・後面ともに同程度に光が曲がるが，生体内では後面の影響は少ないことになる（図8）。水晶体も同様に房水との屈折率の差が少ないため，空気中に取り出したときより屈折が少ない。眼内レンズ度数は，眼内での屈折する度数を表示しており，空気中では屈折値はもっと大きい。

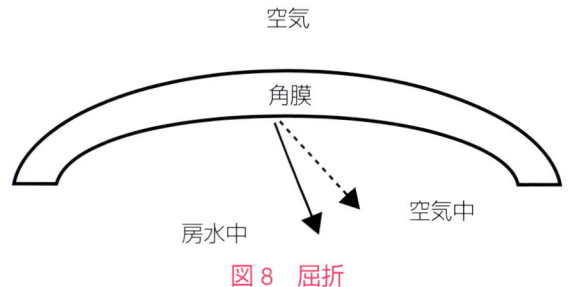

図8　屈折

大気から角膜内へは屈折率の差が大きいため光は大きく曲がるが，角膜から房水中は屈折率の差が少ないため光は曲がりにくい。

2 回折（波）

- 水面の波は，堤防などに当たると堤防の先端で回りこむように曲がる性質がある。これが**回折現象**である（図9）。
- 回折現象を応用して光を曲げているのが**回折型多焦点眼内レンズ**である。

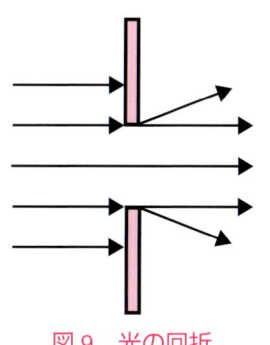

図9　光の回折

障害物で光はさえぎられるが，隙間があると光が通過するとともに，端の光が回りこむ。この回りこむ現象を回折という。

3 球面収差

- レンズに垂直に当たる光線は，レンズの中心付近を通っても周辺部を通っても本来同じ点に結像するはずであるが，この両者が前後にずれてしまうのを**球面収差**という。周辺部が，中心部より手前（レンズに近い）に結ぶ場合を**正の球面収差**，遠くに結ぶ場合を**負の球面収差**という（図10）。
- 球面収差は，レンズの中心と周辺部の差になるので，生体での影響は瞳孔が開いた状態(うす暗い環境など)でないと生じない（図11）。
- 角膜は，一般に正の球面収差を持っているが，若年者の水晶体は負の球面収差を持っているため，両者が打ち消しあって眼球全体の球面収差は少ない。一方，壮年期以降，加齢とともに水晶体の球面収差は正の球面収差に変化し，眼球全体の球面収差が増大する（図12）。

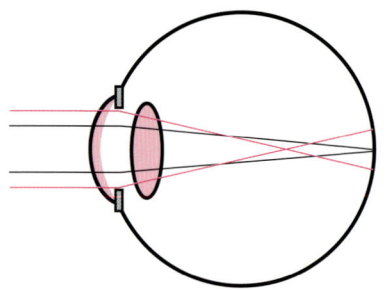

図10　球面収差

中央部を通過する光（黒線）と周辺部を通過する光（赤線）が同じ焦点を結ばないことを球面収差という。周辺部が手前になる場合を正の球面収差（図の場合），奥になる場合を負の球面収差という。

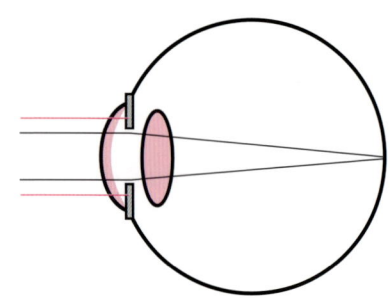

図11　球面収差と瞳孔径

瞳孔径が小さいと球面収差の影響は少ない。

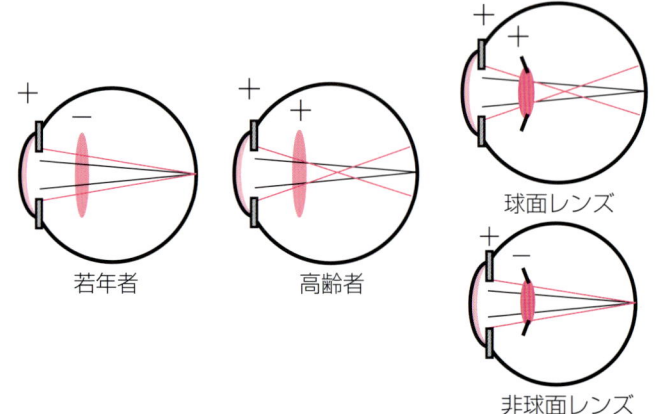

図12　眼球全体の球面収差

眼球全体の球面収差は，角膜・水晶体それぞれの球面収差が加算・減算されたものである。

C 眼内レンズの種類とその特性

1 眼内レンズの素材

- 最も歴史のある眼内レンズの素材はPMMA（硬いプラスチック）で，生体内での劣化が少なく安定しているが，硬いために折り曲げられず，眼内への挿入には6 mm程度の切開創が必要になる。
- シリコーン製やアクリル製素材の眼内レンズは，柔らかいため折りたたんでの挿入が可能になり（foldable IOL），3 mm以下の切開創から挿入が可能である。ただし，シリコーン製の眼内レンズは，ときに偏位を生じやすく，また硝子体手術の際に眼内の透見性が低下する欠点がある。一方，アクリル製眼内レンズは後発白内障や偏位が少ないが，表面・内部の淡い混濁（ホワイトニング，グリスニング）などが生じやすい。

2 非球面眼内レンズ

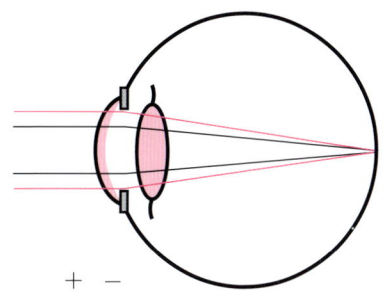

図13 非球面眼内レンズ

眼内レンズ自身が負の球面収差を持ち，角膜の正の球面収差を打ち消しあって，眼球全体の球面収差（角膜と眼内レンズの球面収差の和）を減らすもの。

- 通常の眼内レンズは，正の球面収差を持ち，角膜の球面収差（正）と加わって眼球全体の球面収差を増大させる。一方，非球面レンズは，負の球面収差を持ち，角膜の球面収差（正）を打ち消すため，眼球全体の球面収差を減らす目的で設計されている（図13）。
- 非球面レンズにどの程度の負の球面収差を持たせるかは，メーカーごとに異なり，また角膜の球面収差（正）にも個人差があるため，白内障術後の眼球全体の球面収差がどの程度かは個人によって異なる。最近は，個々の患者の球面収差を計測し，それを打ち消せる眼内レンズを選んで挿入する場合もある。

3 トーリック眼内レンズ

- 眼内レンズの嚢内での安定性（偏位しない，回転しない）が向上したため，眼内レンズに円柱レンズ成分を追加したものがトーリックレンズである。有効性を高めるためには，乱視軸に合わせた眼内レンズ挿入と術前後で眼内レンズが動かないことが大切になる（図14）。
- 乱視を計測する際に検査は座位で行われるが，手術は仰臥位で行われる。座位と仰臥位では眼球が回旋することが知られており，座位で計測した乱視軸のままに

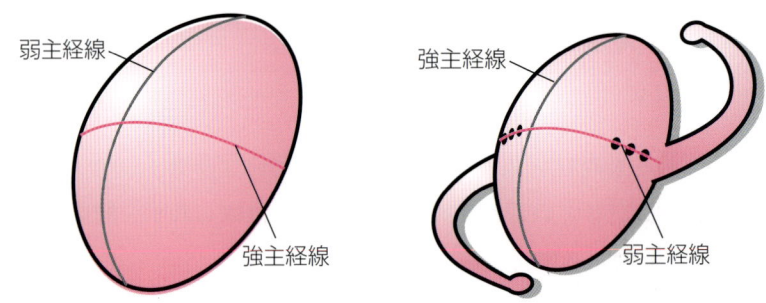

図14 トーリック眼内レンズ
角膜の乱視を中和するように設計された眼内レンズ

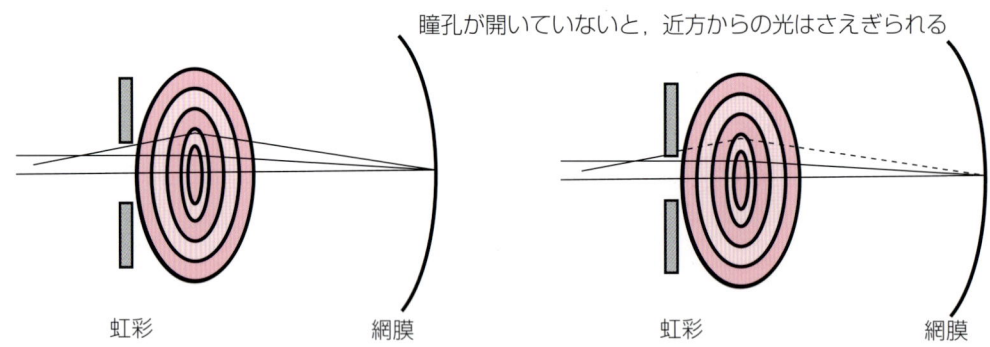

図15 屈折型多焦点眼内レンズ
瞳孔径がある程度以上大きければ（左），近用ゾーンを光が通過できるが，小さい（右）と通過できない。

トーリックレンズを挿入すると軸ずれを生じる危険性がある。そのため，座位で計測した乱視軸の基準点を手術の際に確認することが必要になる。座位で水平位置をマークしたり，特徴ある虹彩紋理で確認したりする工夫が必要になる。

- 不正乱視が強い場合，トーリックレンズでは矯正できないため適応にならない。また角膜乱視も年齢とともに変化するので若年者の場合には配慮が必要となる。

4 多焦点眼内レンズ

- 多焦点眼内レンズには**屈折型**と**回折型**があり，屈折型は同心円状に遠用・近用・遠用・近用・遠用のようにレンズがデザインされている。光がレンズの通過する部分により結ぶ焦点を変えることで多焦点性を持たせる。一方，回折型は回折現象を用いて，光を遠近に割り振っている。
- 屈折型では，遠方近方それぞれの部分を光が通過しないと，それぞれに焦点を結ばない。中心部が遠用にデザインされているレンズで，瞳孔径が小さいと光は遠用部分しか通過せず，近方には焦点を結ばない。瞳孔径を計測し，近方視時の瞳孔径が確保されないようであれば，このレンズの挿入には注意が必要である（図15）。
- 回折型は各部で遠近に光を分けるので瞳孔径によらないのが特徴である。しかし

ながら回折現象では，光のロスが生じコントラスト感度が低下する。正常者であれば問題ない程度であるが，注意が必要となる。

D 眼内レンズ度数計算

白内障術前検査を行う最大の目的は，眼内レンズの度数を決定するためである。術後の屈折が狙い通りになっていることが術後の裸眼視力向上につながり，患者の満足度に直接的に関わってくる。

1 必要なデータ

- 眼内レンズ度数計算には，角膜屈折力，眼軸長，術後の狙い，A定数の4つのデータが基本的に必要となる。
- おおまかなイメージとして，角膜屈折力，眼軸長がそれぞれ1D，1mmずれると眼内レンズ度数に0.9D，2.5Dの誤差につながる。
- 術後の狙いは，患者のもともとの屈折度，眼鏡やコンタクトレンズの使用状況などを総合的に考慮して患者との相談によって決定される。
- A定数は，個々の眼内レンズごとにメーカー推奨値が決まっている（眼軸長をAモードエコーで計測した場合とIOLマスター計測では値が違う）。ただこの値は，角膜屈折力，眼軸長，術後の狙いでは考慮できないさまざまな微調整用の係数であり，施設による差（検者，術者，計測機器の違いなどの要素）はこの値に含ませる必要があり，同一の眼内レンズで，ある一定の使用データが集まったならば，施設（検者，術者）ごとに微調整する必要がある。

2 計算式とその誤差

- 計算式には，経験式と理論式がある。前者は，統計的に眼内レンズ度数，角膜屈折力，眼軸長，術後の狙いの関係を調べたもので，理論的な意味はない。
- 経験式は，眼軸長が標準的なものに基づいているので，長・短眼軸眼では，ずれが大きくなる。
- 理論式は，幾何光学の理論から眼内レンズ度数を計算するものである。ただし，術後の眼内レンズの位置を計測することは術前にはできないため，さまざまな方法で予想している。この予想の方法に種類があるため，理論式にもさまざまな種類が存在する（図16）。
- 術後の眼内レンズの位置を予想する計算式に角膜屈折力を利用している場合には，角膜屈折矯正手術を受け角膜屈折力が変わっていると，角膜屈折矯正手術後の屈折力が正確に計測できたとしても眼内レンズ挿入位置の予想に誤差を生じるため，データの精度が低下する。

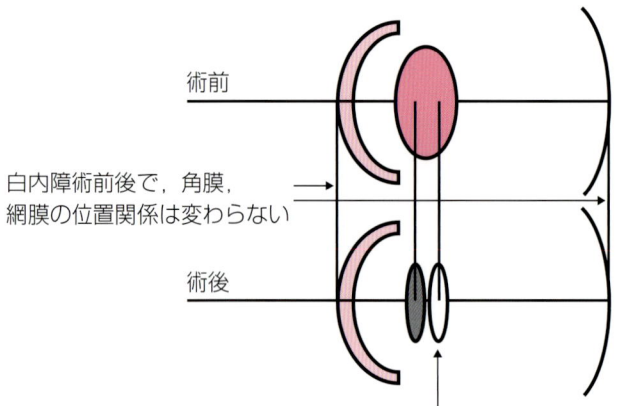

図16 眼内レンズ度数計算

3 計測値の誤差

- 角膜屈折力は通常の場合，誤差を生じにくいが，角膜屈折矯正手術を受けていると誤差を生じる．後面の屈折力は，前面と同じと仮定されて屈折力が計算されるため，角膜の前面の屈折力が正確に計測できても角膜屈折力には誤差が生じる．
- 眼軸長は，超音波式では検者によるプローブの圧迫などにより検査誤差が生じやすい．しかし，超音波式も光学式計測も測定の限界がある．機器が検査するのは反射波が戻ってくるまでの時間で，これに音速や光速を掛けて距離を算出する．水晶体内と房水・硝子体中は速度が異なり，また水晶体核の硬さによっても異なる．正確にするには，それぞれの速度に通過時間を掛け合わせる必要があるが，多くの機器は平均速度を用いる．短眼軸眼で，眼軸長全体のうち水晶体の占める割合が多い眼と少ない長眼軸眼では平均速度が違うはずであるが，同一のものとして計測するので誤差が生まれる．

E 白内障術前・術後の視機能評価

- 術前の視機能評価の基本はランドルト環による視力測定であるが，視力は良好でもかすみを訴える患者に手術をするにはランドルト環による評価だけでは不十分であり，コントラスト感度検査が必要になる．
- 非球面レンズ，多焦点眼内レンズが登場し，術後にこれらの視機能を評価するにはランドルト環による評価だけでは不十分である．
- 角膜・水晶体（眼内レンズ）を通過し屈折し網膜に投影された像は，さらに網膜以降視中枢に送られる過程でコントラストの強調など中枢処理がなされる．視機能評価では，この最終的なものを評価している．したがって，コントラスト感度検

査は，角膜・水晶体（眼内レンズ）を通過し光学的に処理され網膜に投影された像の評価を必ずしも正確に行っていない（図17）。

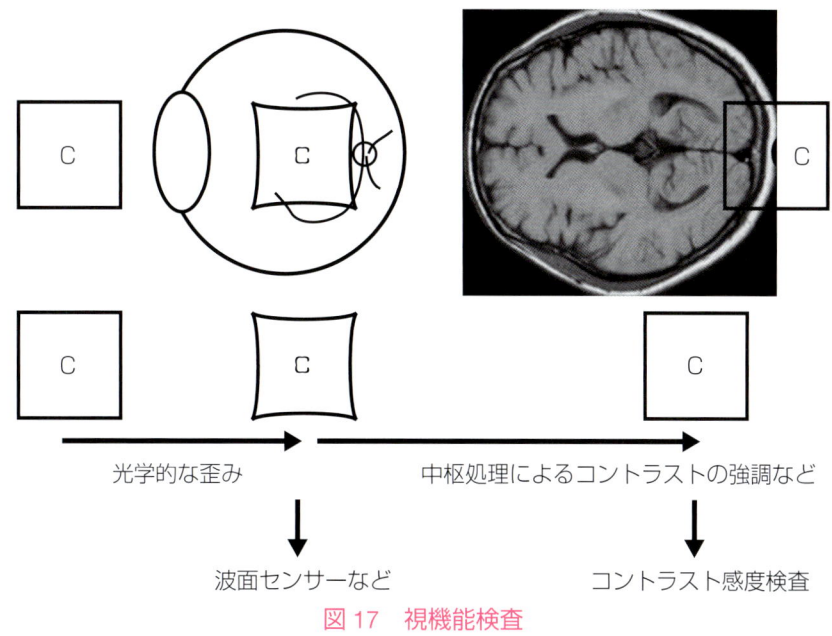

図17　視機能検査

- 網膜の光学的な像は，白内障などでの光の散乱（白内障により透過量が低下することと，散乱した光が網膜に投影されコントラストを低下させることの2つの影響がある），白内障をきたす過程で生じた水晶体のレンズとしての歪み（収差）が関与する。収差の評価には，網膜像を評価する波面センサーが必要となる。

F 白内障術後の理想的な眼

- 白内障手術により変化させられるのは，角膜・眼内レンズを通過し光学的に処理され網膜に投影された像である。
- 網膜にできるだけシャープな像が投影されるほうが，視力は向上する可能性が高くなる。
- 一般に焦点が合った距離のものの像がシャープになればなるほど，その焦点が合った距離からはずれたものの像はぼやけてしまう。2m(-0.5D)に焦点を合わせ，収差がまったくない眼と球面収差が少しある眼を比べると，2mの距離のものは収差がないほうがシャープであるが，1mの像は球面収差があるほうがぼやけ方は少ない（図18）。収差はどの程度許されるのか，必要とされるのか，患者の生活状況によっても異なり，答えは出ていない。

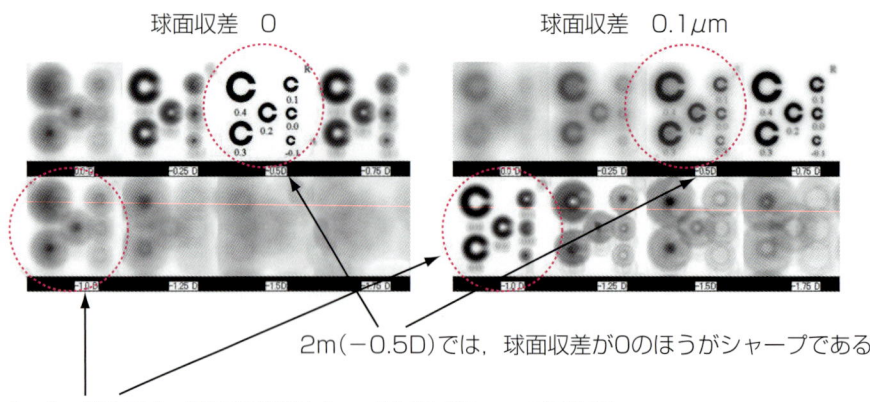

図18 球面収差と見え方（瞳孔径6mmの場合）

（黒坂大次郎：眼科手術 21：3，2008，より）

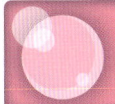

3 検査を始める前に

A 検査の順序の原則

検査は，眼科診療一般の順序に従って組み立てて行う．角膜に接触するような検査は，角膜形状に影響を与える可能性があるので，角膜関係の検査が終了してから行うべきである．また，散瞳すると検査ができないもの（コントラスト感度など）は散瞳前に行うべきである．眼軸長測定などでデータが一定しない場合には，後日再検査をする必要がある．

B 特殊な場合

1 眼底透見不能例

白内障が強く，眼底が透見できない場合（成熟白内障）には，超音波Bモード検査，網膜電図検査，視覚誘発電位を行い，眼底・視神経の機能検査を行う．

2 検査不能例

乳幼児・小児・認知症患者などで検査に協力が得られない場合がある．乳幼児では睡眠下で検査が行える場合がある．小児・認知症患者では，日を変えて検査し，それでも行えない場合で，手術時に全身麻酔をかけることがあれば，そのときに検査を合わせて行う．

C 検査の基本的な手順

1 被検者への説明のポイント

- 初めて受ける検査なのか，以前に受けたことがあるのかを確認する．
- 被検者の年齢や状況を適宜判断しながら，検査の目的をわかりやすい言葉で説明する．
- 被検者の体調を確認し，測定にかかるおおよその時間を伝える．
- 検査時は，いずれも眼を細めて見ないように注意する．
- 検査時は，顎と額が器械から離れないように注意する．
- 眼鏡やコンタクトレンズを使用しているか否かを確認する（特にコンタクトレンズをしている場合は測定結果に影響を受けるので，注意が必要である）．

2 セッティングのチェック

以下の場合は，いずれも測定精度や測定時間，被検者の疲労などに関わる問題なので，注意が必要である。

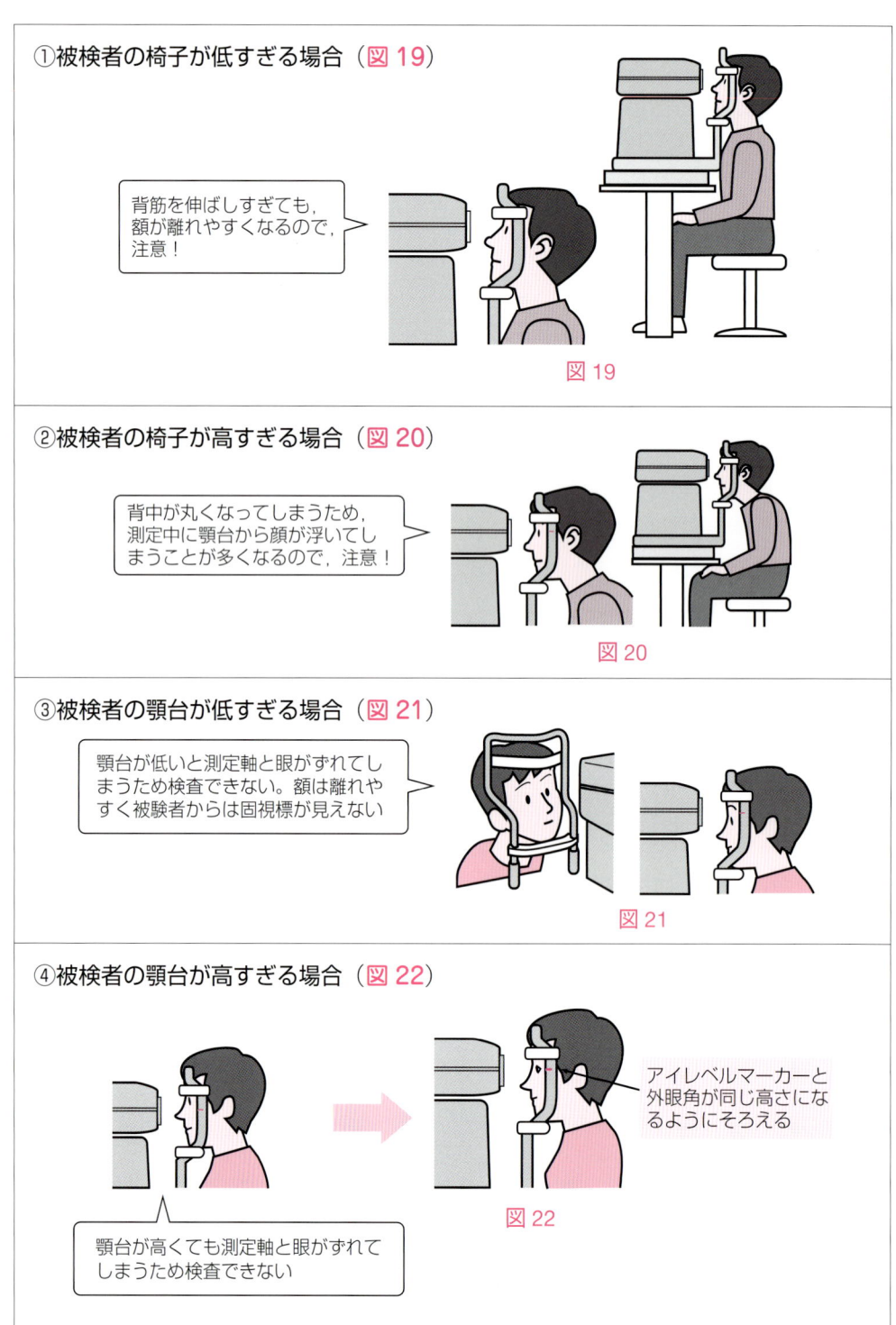

⑤被検者の顔が動いてしまう場合（図23）

・検者が頭部に手を添えて，顎台から顔を離さないように声をかけながら測定する
・家族やスタッフに介助してもらう
・頭部をベルトで固定する

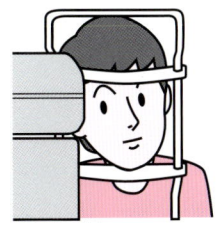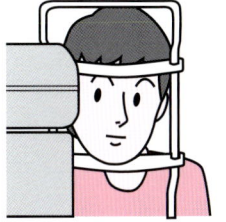

図23

⑥斜視や偏心固視，眼球運動制限がある場合（図24）

斜視があっても測定眼での固視が持続できる場合は，それぞれの眼で固視目標を見てもらう。固視が持続できない場合は，片眼を眼帯等で遮閉して計測する。偏心固視の場合や眼球運動制限があるために瞳孔中心での計測ができない場合は，可能な範囲で検者が固視を誘導しながら測定し，中心固視ができない旨を申し送る。

斜視があって固視交代ができない場合は，片眼を眼帯などで遮閉して測定してみよう！

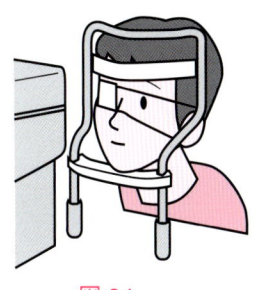

図24

⑦被検者の眼が動いてしまう場合（図25）

被検者側から見える器械の固視目標はメーカーや機種によって異なるため，単に「真っすぐ見てください」という声かけだけではなく，「赤い屋根の家を見てください」などと具体的にどこを見ればよいか説明する。また，上眼瞼を強く挙上しすぎたり，長い時間挙上したまま測定を続けても，角膜表面が乾燥し眼が動く原因となりやすい。いずれの検査も適宜瞬目をしてもらいながらタイミングよく測定することがポイントである。

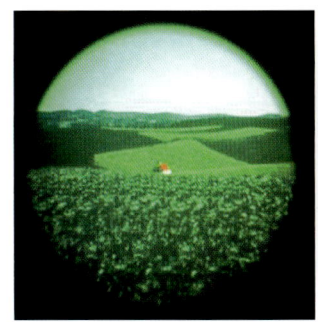 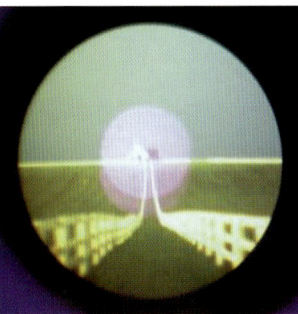 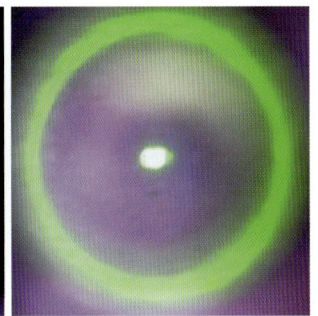

Canon RK-5
赤い屋根の家を見てください

TOPCON KR-1W

TOMEY SS-1000

図25

4 屈折検査

> ▶▶▶**アクセスポイント**
> - 眼球の光学系は，角膜，前房，水晶体，硝子体の透光体のうち，主に角膜と水晶体の屈折により網膜像に結像される。
> - 角膜は全体の約70%の43D，水晶体が約30%の20Dの屈折力を持つ。
> - 多焦点眼内レンズの普及とともに，少しでも裸眼視力を良好にするために，白内障手術と同時に，乱視矯正をするトーリック眼内レンズ，角膜輪部減張切開術（Limbal relaxing incision；LRI）やエキシマレーザーによるTouch up（追加屈折矯正）などがある。

A 屈折とは

- 眼球の光学系は，角膜，前房，水晶体，硝子体の透光体のうち，主に角膜と水晶体の屈折により網膜像に結像される。
- 角膜は全体の約70%の43D，水晶体が約30%の20Dの屈折力を持つ（図26）。
- 屈折は，調節が休止しているときに眼外から入った光線の結像位置により正視，遠視，近視，乱視に分けられる。

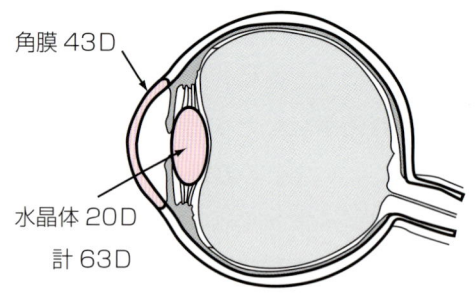

図26　眼球の光学系

1 正視

正視とは，無調節時に無限遠からくる平行光線が網膜上に結像するもの（図27）。

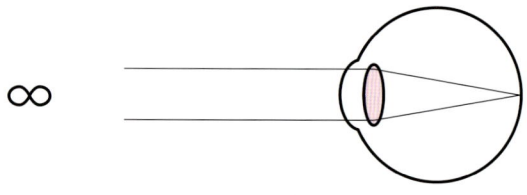

図27　正視

2 遠視

- 遠視とは，無調節時に無限遠からくる平行光線が網膜の後方に結像するもの。
- 角膜と水晶体屈折力が眼軸長に比べて小さい場合や，眼軸長が角膜と水晶体屈折力に比べて短い場合に起こる。
- 凸レンズで矯正される（図28）。

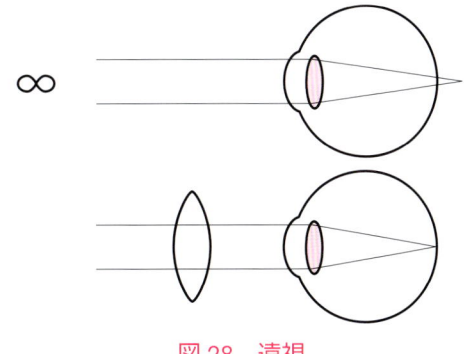

図28　遠視

3 近視

- 近視とは，無調節時に平行光線が網膜よりも前方に結像するもの。
- 角膜と水晶体屈折力が眼軸長に比べて大きい場合や，眼軸長が角膜と水晶体屈折力に比べて長い場合に起こる。
- 凹レンズで矯正される（図29）。

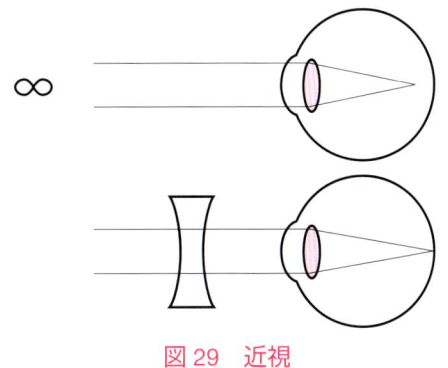

図29　近視

4 乱視

乱視には正乱視と不正乱視がある。正乱視は円柱レンズで矯正が可能なもの。不正乱視は，屈折面が平滑でなく不規則で，円柱レンズでも矯正不能なものである。

①正乱視
- 経線の方向で光線の収束の程度が異なるため，眼外からの光線が1カ所に結像しない状態。
- 円柱レンズで矯正される（図30）。

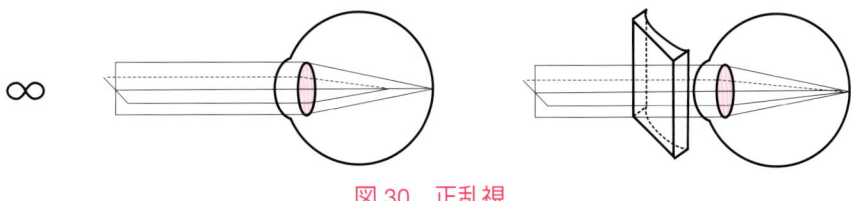

図30　正乱視

- 強く収束している前焦線（強主経線）と，それより弱い後焦線（弱主経線）が直角に

交差する。これらの焦線間距離を**スタームの間隔焦域**といい，この距離の大小が乱視度数の強さを示す。スタームの間隔焦域の中央からやや前方に全光束が最も接近する位置があり，そこを**最小錯乱円**という。乱視の目では通常，最小錯乱円でものを見ているが，必要に応じて調節の強弱により，前焦線，最小錯乱円，後焦線のいずれかを網膜上に結像させることが可能である（図31）。

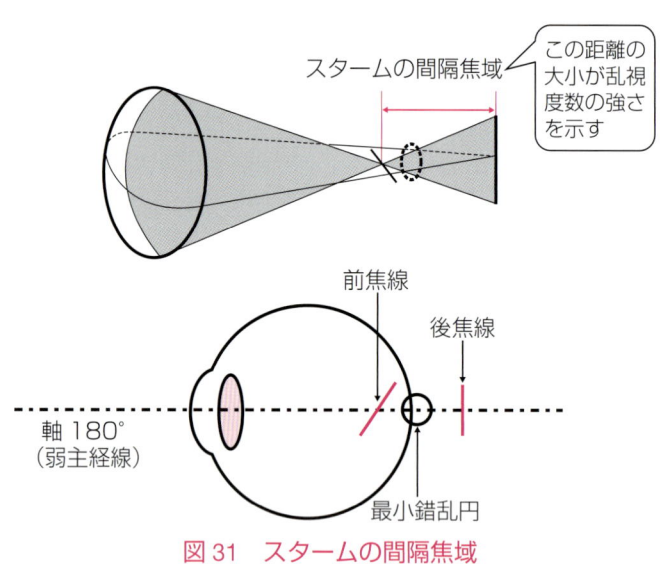

図31　スタームの間隔焦域

②不正乱視
- 不正乱視は矯正不能なので，乱視が強い場合は角膜形状解析検査を行い，不正乱視の有無を確認する（図32）。

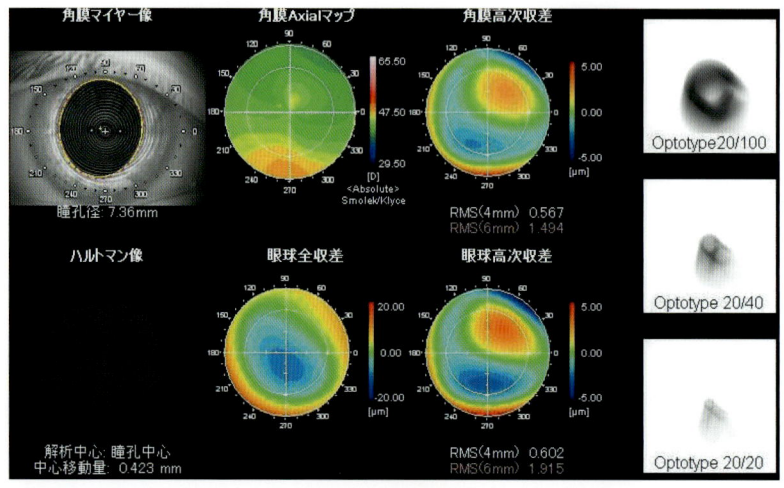

図32　円錐角膜

- 不正乱視の多くは，角膜あるいは水晶体の種々の疾患が考えられる。
  1)角膜片雲，2)円錐角膜，3)円錐水晶体，4)水晶体脱臼，5)白内障，6)その他
- 角膜に基づく不正乱視はある程度ハードコンタクトレンズで矯正できるが，通常は円柱レンズで矯正できない（図33）。

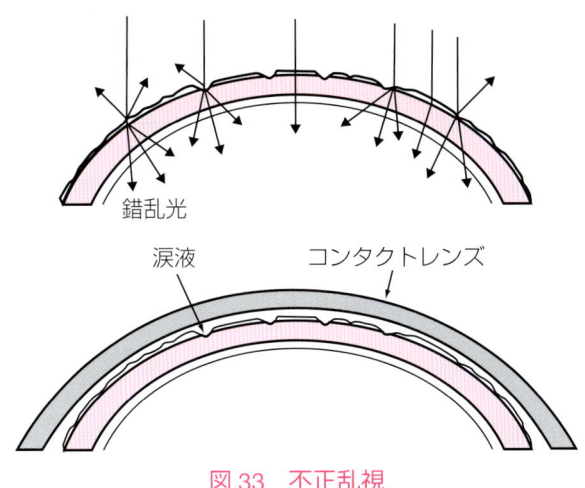

図33　不正乱視

- 光学的検査を行い，角膜の高次収差あるいは眼球の全高次収差を調べると，不正乱視の原因が角膜由来なのか水晶体由来なのかがおおまかにわかる。

B 屈折検査

1 屈折検査の種類

　屈折検査には他覚的屈折検査（オートレフラクトメータ，レチノマックス，検影法など）と，自覚的屈折検査（レンズ交換法）がある（図34）。

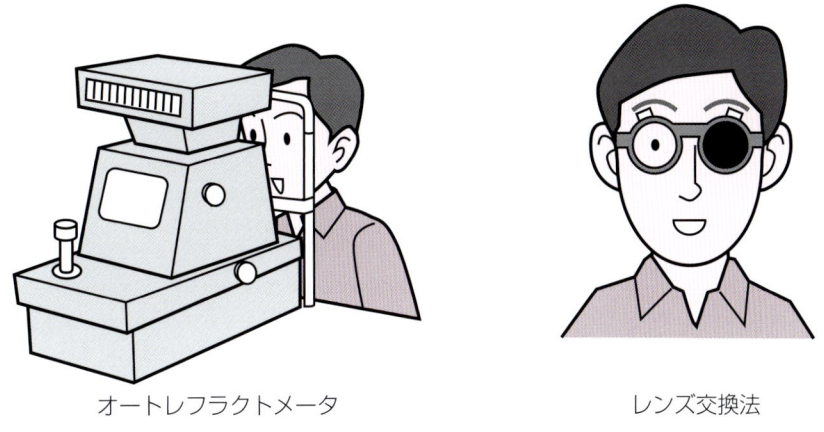

図34　屈折検査の種類

2 他覚的屈折検査

やってみよう！

①オートケラトレフラクトメータ（Topcon KR-8900）（図35）

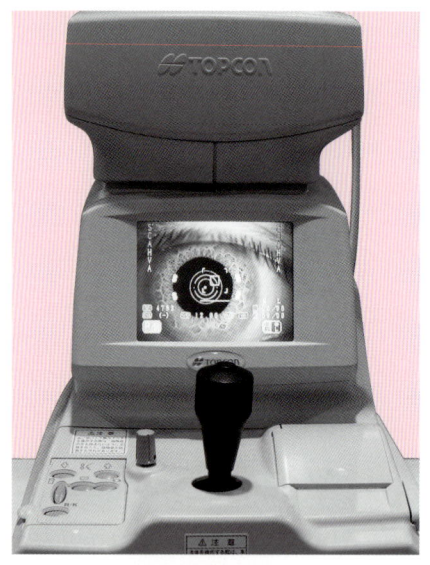

図35　オートケラトレフラクトメータ
（Topcon KR-8900）

検査の説明のポイント
・目の屈折度数を調べる検査である。
・目を大きく開けること。
・検査中は声をかけるまで可能な限り瞬目をがまんすること。

チェックポイント

- ☑ 眼球圧迫，強制的な長時間の開瞼，検査前の眼軸長・眼圧（アプラネーション）の測定を避ける。
- ☑ 白内障の程度が強い場合，オートケラトレフラクトメータの値がばらついたり，測定できないことがある。
- ☑ 測定値が得られない場合にも，角膜に投影されたマイヤーリングに注目すると，リングの歪みから不正乱視など大まかに角膜前面の状態を把握することができる。
- ☑ オートケラトレフラクトメータの乱視度数や軸の方向と，後述する角膜曲率半径や屈折力との違いを確認する必要がある。
- ☑ オートケラトレフラクトメータで求められた乱視（全乱視）は，角膜乱視とその他の残余乱視（主に水晶体乱視）を合わせたものである。
- ☑ 多焦点眼内レンズ挿入眼では，オートケラトレフラクトメータ値のばらつきが生じることがある（回折型眼内レンズよりも屈折型眼内レンズ挿入眼でのばらつきが多い）。また，その値が安定していても，実際の屈折値との誤差が生じている場合があるため，その値だけを信用せずに，オートレフラクトメータの値も参考にしてレンズ交換法による自覚的屈折検査が必要となる。

測定方法

1) 電源を入れる。
2) 台の高さを合わせ，顎・額を固定する
3) 照準1→アライメント輝点がアライメントエリアに入るように本体を左右，上下に動かす（図36）。
4) 照準2→最小瞳孔径マーク内に睫毛，瞼が入っていないことを確認する（図37）。
5) 測定（図38）
6) 3回以上測定する。
7) プリントアウトする。

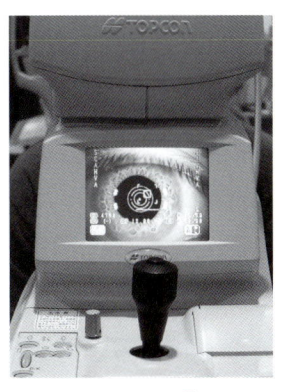

図36 照準1

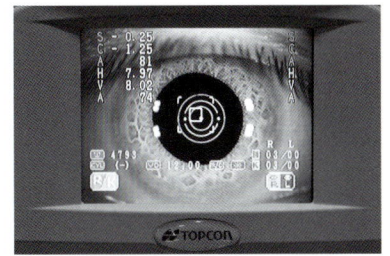

図37 照準2
睫毛，瞼が入らないようにする。

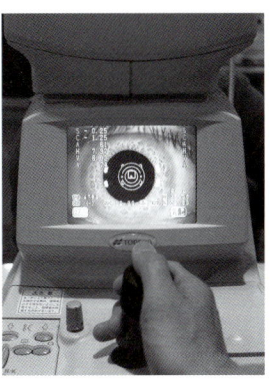

図38 測定
アライメント輝点がアライメントエリアに入った状態で測定ボタンを押す。

やってみよう！

②レチノマックス K-plus3（Righton）（図39）

- 手持ち方式のオートレフラクトメータである。
- 測定は非常に簡易であるため，オートレフラクトメータに顔を乗せられない乳幼児の屈折検査に有用である。

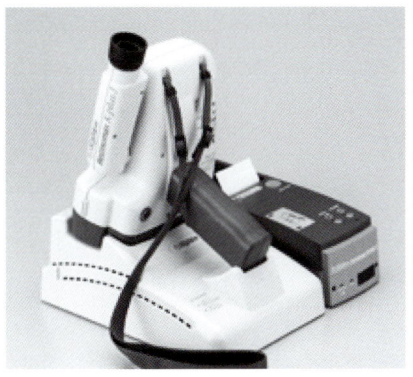

図39 レチノマックス K-plus3（Righton）

チェックポイント

- ☑ レチノマックス測定の際，乳幼児では嫌がって動いてしまうことが多いので，額あては使わず，検者の手で患児とレチノマックスを固定し測定するほうが測定しやすい。
- ☑ 測定値のばらつきがみられることがあるので，測定値が安定しているかを確認するために複数回測定するとよい。

測定方法
1) 本体をアダプターから持ち上げ，電源を入れる（図 40）。
2) 被検者に測定画面を覗かせる（図 41）。
3) 測定ボタンを押し，測定する（図 42）。
4) プリントアウトする（図 43）。

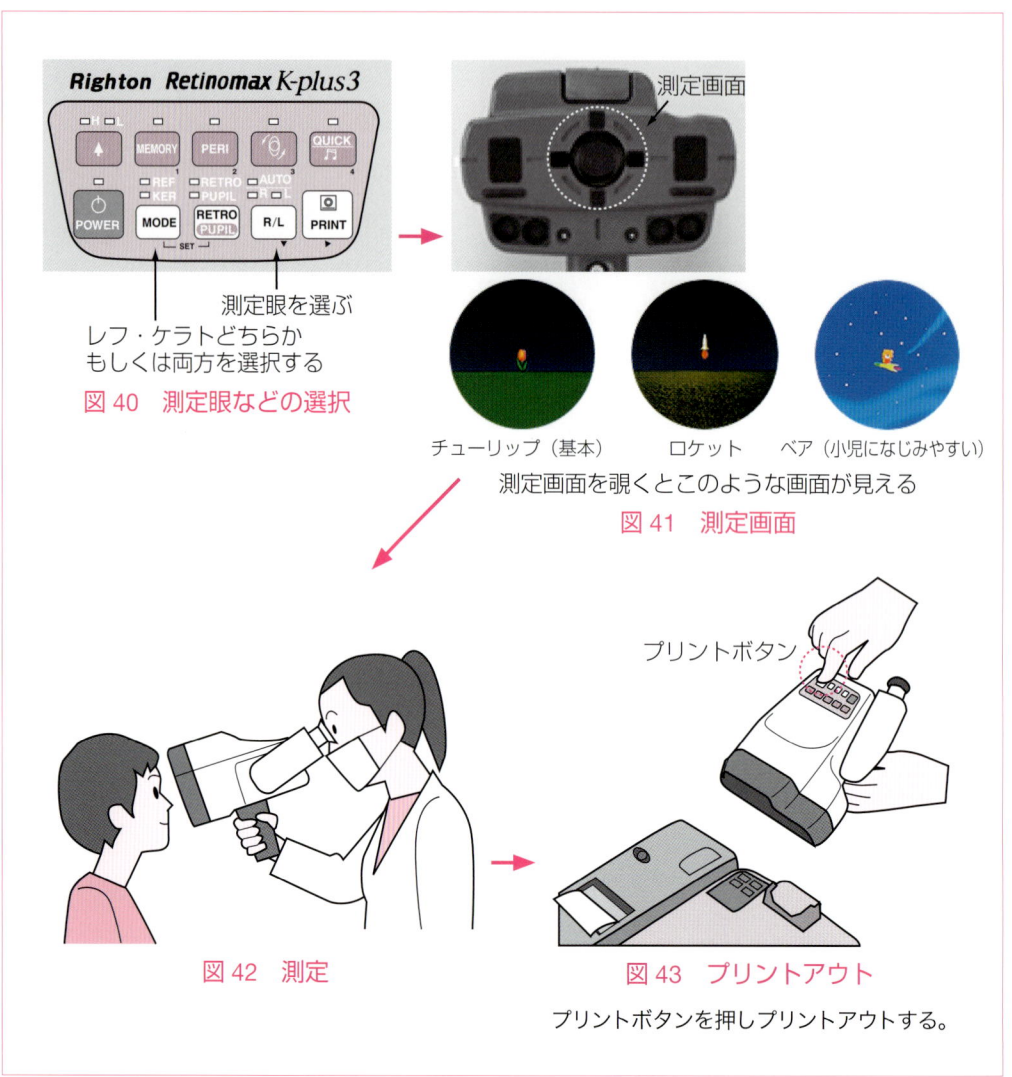

図 40　測定眼などの選択
レフ・ケラトどちらかもしくは両方を選択する
測定眼を選ぶ

チューリップ（基本）　ロケット　ベア（小児になじみやすい）
測定画面を覗くとこのような画面が見える
図 41　測定画面

図 42　測定

図 43　プリントアウト
プリントボタンを押しプリントアウトする。

3 自覚的屈折検査（レンズ交換法）

他覚的屈折検査法よりも，最終的には，自覚的検査による値を最優先すべきと考えられる。

さぁ準備して！

- 視力検査表
- 検眼レンズセット
- 検眼枠
- 遮眼板

チェックポイント

☑ オートレフラクトメーターが測定できなかったり，屈折矯正がうまくいかないときには焦らず眼鏡チェック。自覚的検査に頼らざるを得ないので，だいぶ以前に作った眼鏡であっても，度数チェックをすることにより屈折矯正の際のヒントになる。また，「眼鏡は弱めのものを使っていた」などの情報収集も，屈折矯正や術後屈折のねらい値を決める際の大事な情報となる。

測定方法

白内障の程度によっては，オートレフラクトメータの値が大きくばらついたり，測定不能のことも多々ある。その場合，レンズ交換法にて測定する。
1) 球面レンズ度の決定
2) 円柱レンズ度の決定（クロスシリンダを用いる方法，乱視表を用いる方法）
　　検査の詳細は「目でみる視力・屈折検査の進めかた」（金原出版）の自覚的屈折検査の項を参照。

もの知りコラム

白内障の近視化について

- 屈折は40代以降，徐々に遠視化すると報告されているが，核白内障が進行すると，核の屈折率の増加による近視化がみられる。ただ，核白内障の着色混濁が著しくなり近視化が進んでも，視力は低下しないこともある。視力の低下がみられなくとも，不同視，コントラスト感度やグレアなど問題がある場合には白内障手術の適応となる場合がある。

乱視の変化について

- 40歳まではほとんどの乱視が直乱視であるといわれているが，角膜の加齢変化に伴い40代以降では倒乱視の割合が増加する。

4 屈折検査

5 視力検査

▶▶▶アクセスポイント

- どの種類の眼内レンズを選択する場合でも，白内障術前の視力検査の方法に変わりはないが，術後は多焦点眼内レンズ挿入眼では他の眼内レンズと違いがあるので注意が必要。
- 術後のねらい値を決めるにあたり，術前の明視域を把握することが大切である。
- 多焦点眼内レンズ挿入眼の焦点深度を測定し，レンズの特徴を理解した上で視力検査が進められなければならない。

A 視力とは

- 物の形や存在を認識する眼の能力のこと（図44）。

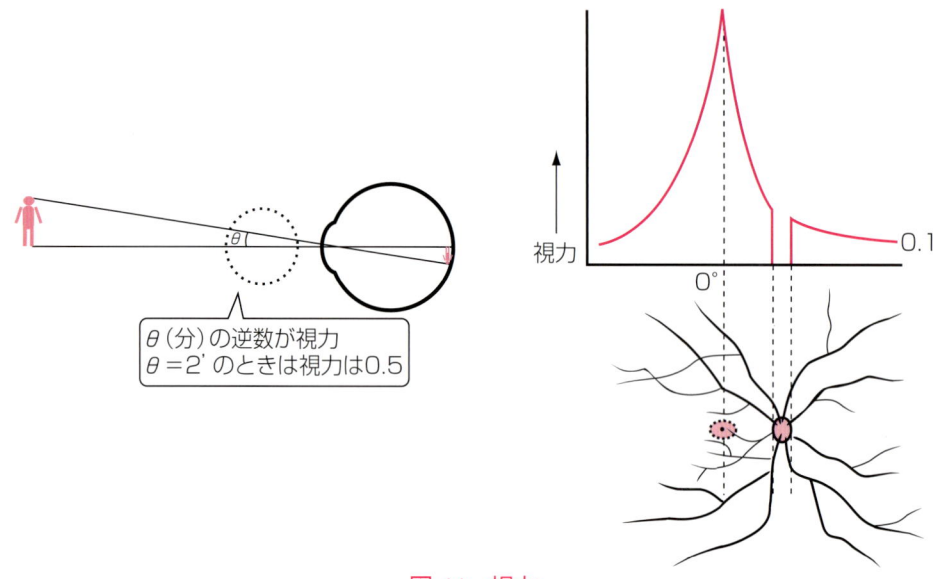

図44　視力

B 視力検査

- 白内障術前の視力検査は，挿入予定の眼内レンズが球面，非球面，多焦点など，どのタイプを選択しても視力検査の方法は同じ（図 45, 46）。

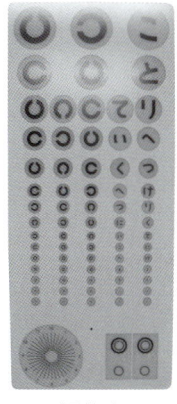
視力表

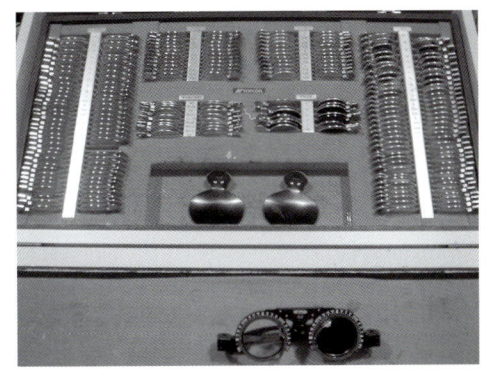
検眼レンズと検眼枠

図 45　視力表・レンズ

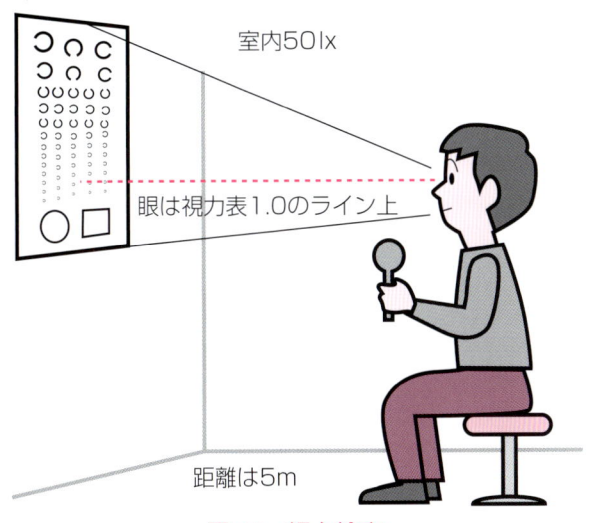

室内 50 lx
眼は視力表 1.0 のライン上
距離は 5 m

図 46　視力検査

さぁ準備して！

- 視力表　・検眼枠　・遮眼板
- 室内の明るさは 50 lx 以上で視標輝度を上回らない

1 遠方視力検査

- 検眼枠の片眼に遮眼板を入れ，裸眼視力を測る。視力表のランドルト環の切れ目の方向を答えさせる（図47）。
- 視力検査の詳細は「目でみる視力・屈折検査の進めかた」（金原出版）の自覚的視力検査法の項を参照。

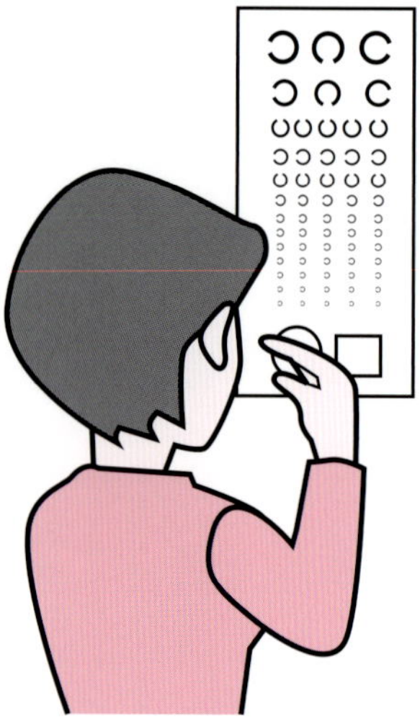

チェックポイント

☑ 眼を細めると焦点深度が深くなり，実際の視力よりも良い結果が出てしまうことがあるので，眼を細めないよう注意が必要。

図47 視力表

①単焦点眼内レンズ挿入眼の術後視力検査

- 術前の視力・屈折検査と変わりはない。ただし，レンズ交換法は，術後の評価として正確に0.25D刻みで測定する。
- 白内障手術後は調節力が弱まるため，近方視力を測定の際には若年者であっても近方加入度数が必要となる。

②多焦点眼内レンズ挿入眼の術後視力検査（図48）

- 術後の遠方視力は，裸眼視力と矯正視力を測定。
- 視力0.7前後で視力検査の反応スピードが落ちることがある。多焦点眼内レンズ挿入眼に対しては，ゆっくり視標を見させ，じっくり丁寧に測定する必要がある。

術後の視力・屈折検査

多焦点眼内レンズ挿入眼
・オートレフラクトメーター値がばらつくことがある ・一定のレフラクトメーター値が検出されても正確性に欠ける値である場合がある

↓

レンズ交換法による自覚的屈折矯正が必要不可欠
①遠方視力：裸眼視力，矯正視力 ②近方視力：裸眼視力，遠方矯正視力，近方矯正視力 ③中間視力：裸眼視力，中間矯正視力

図48 多焦点眼内レンズ挿入眼の視力検査

- 屈折ズレや残余乱視で裸眼視力が出ない場合，タッチアップ（追加屈折矯正）の予測精度を高めるために，0.25D刻みで詳細に検査をする（炎症や乱視の変動もあるので，術直後だけでなく，1週間後あるいはもう少し経過してからも検査を）。

2 近方視力検査

術前の明視域がどのような状況にあるのか，日常の眼鏡の使用状況や裸眼での遠点などを評価することが術後の不満を減らすポイントの一つである（図49）。術前に強度近視や強度遠視などの屈折異常がある場合には，術後に最良の視距離が変わることを説明する必要がある（強度近視では術前の視距離はかなり近く，強度遠視では視距離は遠い）。

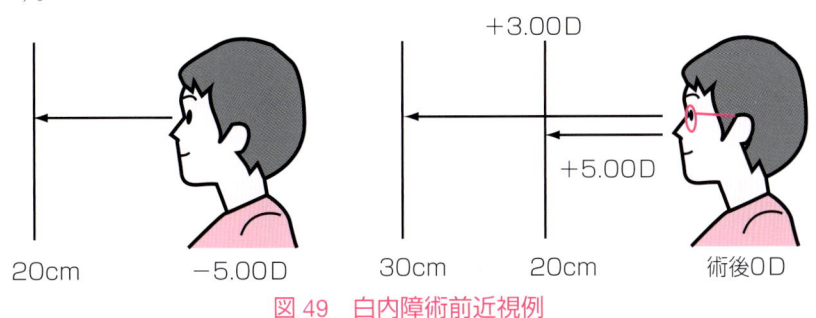

図49 白内障術前近視例

−5.00Dの近視で老眼鏡を未使用だった症例に0Dねらいで手術をすると，術前は眼前約20cmで明視できていたものが，術後は＋3.00Dの眼鏡がなければ明視できない上，術前までの慣れた視距離で見ようとすると＋5.00Dが必要となってしまう。

さぁ準備して！

近距離視力表（図50）

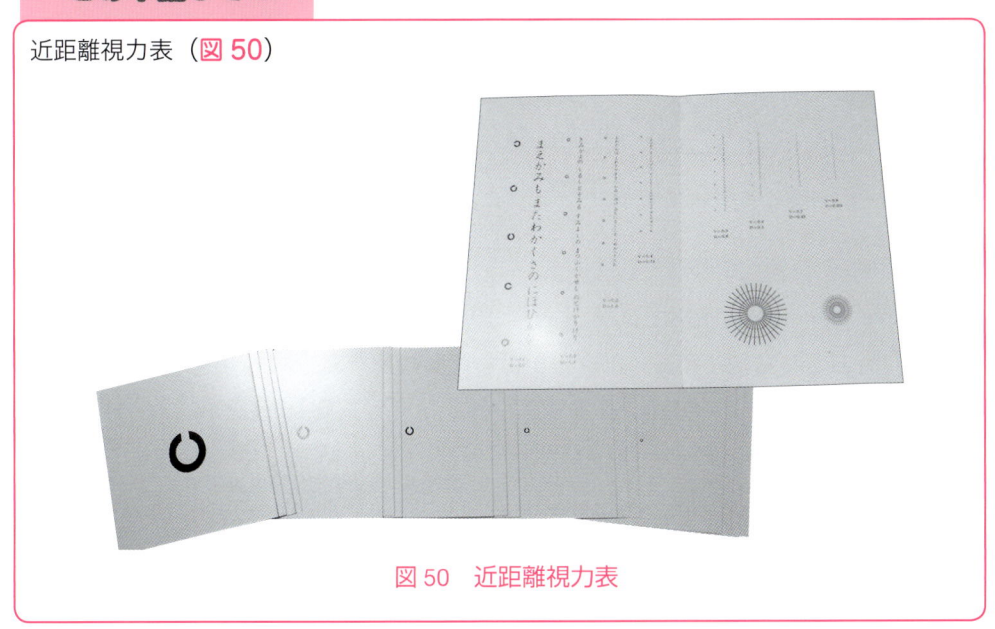

図50 近距離視力表

やってみよう!

- 検眼枠をかけ，片眼を遮閉する。
- 近距離視力表を用い，眼前 30 cm の距離を保ち測定する（図 51）。

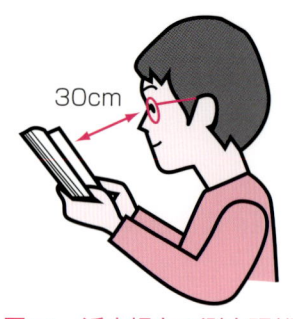

図 51　近方視力の測定距離

チェックポイント

☑ 検査距離が変わってしまうと，加入度数も変化してしまうので，検査中は 30 cm の距離を保つよう注意する（図 52）。

☑ 個人個人の生活習慣で重要視される視距離があれば，その距離を把握する。すべての人の快適な近方焦点が 30 cm とは限らないので，術前にライフスタイルを確認する必要がある。どの距離に焦点を合わせることで QOL が向上するのかを調査することが重要である。

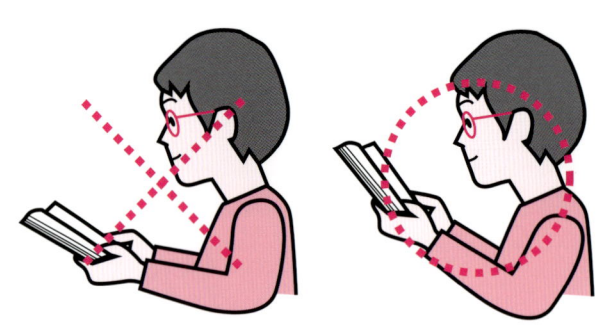

図 52　測定距離の維持

多焦点眼内レンズ挿入眼の近方視力検査

- 術後の近方視力は，裸眼視力と遠方矯正度数，近方矯正度数での視力を測定する。
- 遠方矯正度数で近方も良好な視力が得られるのが多焦点眼内レンズの特徴である（屈折型眼内レンズの場合，遠方度数の部分で近方を見た際には +3.00 D の加入が必要になる）。

もの知りコラム

- 高齢者では，縮瞳により近方視時の網膜感度が低下し，視力が不良になる場合があり，必ずしも遠見視力と近見視力が一致しないことがある。
- 白内障の混濁（後嚢下白内障）によっては，遠見視力が良好でも，近見視力が不良となる。
- 小児の特徴として"読みわけ困難"が知られているが，小児だけではなく，高齢者においても，並列視力表より単独視標のほうが見やすい傾向がある。
- 多焦点眼内レンズでは，どの種類の眼内レンズを挿入したかによって，視力検査の結果が変わってくる。そのため，各レンズの特性を理解した上での視力検査が必要になる。全例に対し測定する必要はないが，数例において焦点深度を測定し，レンズの特徴を知ることが大切である。

3 焦点深度測定

① 遠方の最良視力が得られた**完全矯正レンズ**を装用。

② 完全矯正レンズを基準に，プラス側に 2.00 D，マイナス側に 5.00 D まで，0.50 D 刻みで球面度数を加えて視力を測定（図 53）。

③ **焦点深度曲線**のグラフをつくる（図 54）。焦点深度を測定し，焦点のピークを確認することで，眼内レンズの特徴を把握することができる。中間視力や眼鏡処方を行う際には，焦点深度曲線や眼内レンズの種類や特徴などを踏まえた上で行うことが望ましい。

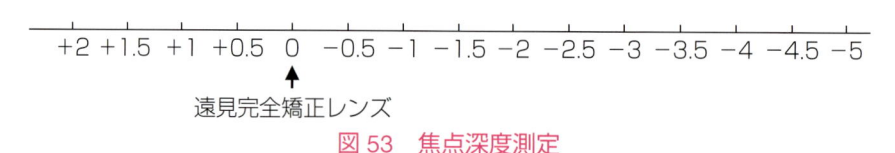

+2 +1.5 +1 +0.5 0 −0.5 −1 −1.5 −2 −2.5 −3 −3.5 −4 −4.5 −5
　　　　　　　　↑
　　　　遠見完全矯正レンズ

図 53　焦点深度測定

（大木伸一：日本視能訓練士協会誌 36，2007 より）

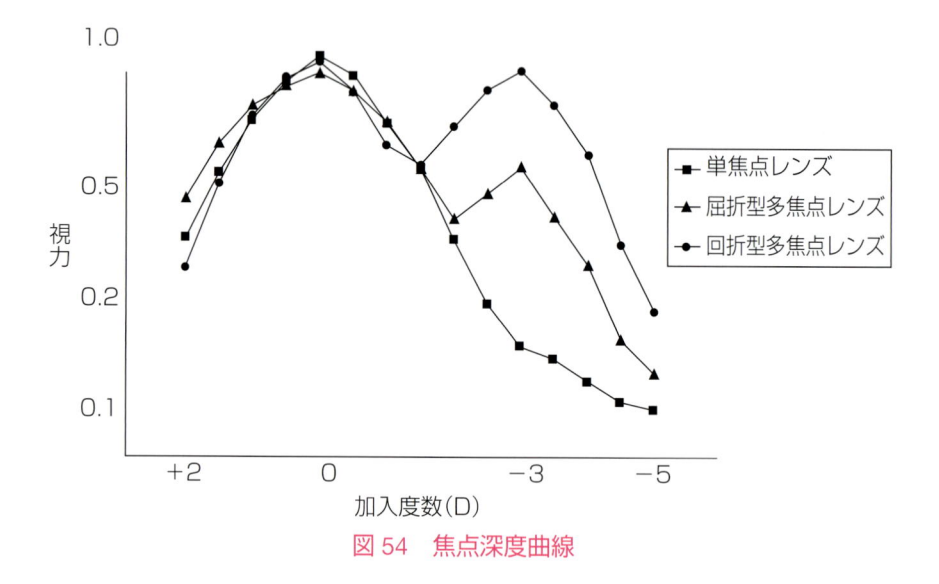

図 54　焦点深度曲線

4 中間視力検査

多焦点眼内レンズ挿入後の特徴として，遠方や近方視力に比べ，中間距離での見えにくさが自覚される場合がある。ただし，見えにくいとはいえ，単焦点眼内レンズよりは視力は良好である。

- 50 cm 視力表あるいは 1 m 視力表を用いて測定する。
- 50 cm 近点視力表（はんだや製）（図 55 左）
- 新井氏 1 m 視力表（はんだや製）（図 55 右）

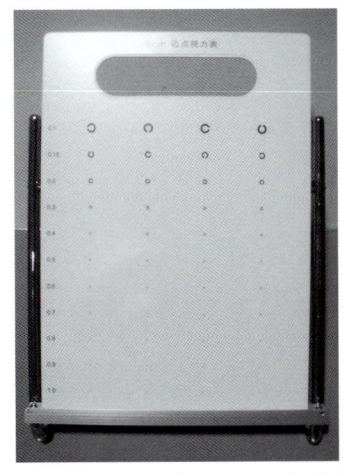

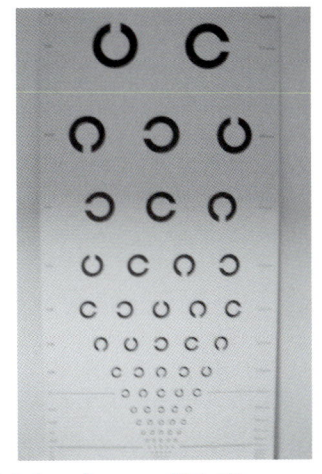

図55　左：50cm近点視力表　右：1m視力表

中間視力の矯正方法

　焦点深度曲線からわかるように，多焦点眼内レンズ挿入眼は遠方と近方の2カ所に焦点が存在することから，
　　例：中間距離50cmの視力測定をする場合
　　　①遠方の焦点を50cmに持ってくる度数（＋2.00D）
　　　②近方(33cm)の焦点を50cmに遠ざける度数（－1.00D）
の2種類のレンズが考えられる。

- ②のレンズを選択すると遠方で過矯正になってしまうので，眼鏡処方の際には必ず①の遠方の焦点を使った度数を選択する。
- 多焦点眼内レンズの種類によって近方付加度数が異なり，近点が40cmなど，いろいろなタイプがあるので，各レンズの特徴をよく理解しておくことが必要である。

5 MNREAD-J

- 多焦点眼内レンズを挿入した際の近方視の質を評価する方法として，読書速度を調べる方法がある。
- 新聞などの文章が効率よく読めているのか，術前の読みの評価を行い，術後に不便なく快適な距離や姿勢で，術前と同等かそれ以上の読書効率が得られているかを評価することは，日常のQOL向上につながると考えられる。

①読書チャート（図56）

【測定できる項目】
- **最大読書速度**（maximum reading speed；MRS，文字サイズが最適な場合に読める最大速度）
- **臨界文字サイズ**（critical print size；CPS，最大読書速度で読める最小の文字サイズ）
- **読書視力**（reading acuity；RA，大きなミスをせずに読める最小の文字サイズ）

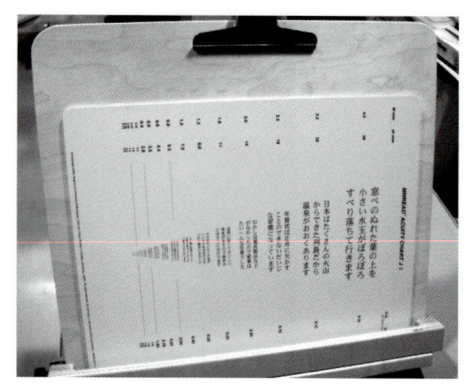

図56　MNREAD-J 読書チャート

多焦点眼内レンズ挿入眼の MNREAD-J を測定することが，近方視の質の評価になると考えられる。

②使用条件
- 影ができないようにチャートの全面が均一に照明されているか確認する。
- 白い背景部分の輝度が最低でも $80cd/m^2$ になるような照明が必要。
- 目とチャートの距離が 30 cm になるように設定する（ただし，ケースにより 5〜100 cm まで補正することができる）。
- 屈折矯正下で測定する。

チェックポイント

☑ 測定開始前に，練習用チャートを用いて読み方をよく把握してもらう。
☑ 文字が小さくなり読みにくい場合は，推測や読み飛ばしをしても構わない。ただし，1文字も読めなくなるまでがんばるように説明する。
☑ 文字が小さくなると無意識にチャートに近づいてしまうので，検査距離を保つように注意する。

測定方法

1) チャートを確実に読める大きな文字サイズの文章から測定を開始する。
2) 測定を開始する直前まで文章がすっぽり隠れる大きさのカードで文章を隠しておき，ストップウォッチのスタートとともに一度に文章を見せる。
3) それぞれの文章をできるだけ早く，かつとぎれてしまわないように（ある一点で止まらないように）読むよう指示する。
4) 患者が読み損ねた文字をチェックし，スコアシートにかかった時間を記録する。ストップウォッチで 0.1 秒単位まで測り記録する。

5) 測定が終わったら，臨界文字サイズ，最大読書速度，読書視力を求める。
- 臨界文字サイズは，測定した読書速度のデータを文字サイズごとに記録用紙にプロットし，読書速度が落ちはじめる直前の文字サイズとして選定する。
- 最大読書速度は，臨界文字サイズ以上の文字サイズでの読書速度の平均値が代表値となる。
  読書速度は以下の式で計算することができる。
  読書速度(cpm)＝(30－読み損じた文字数)÷1つの文章を読むのにかかった秒数×60秒
- 読書視力は以下の式で計算することができる。
  読書視力＝1.4－(文章数×0.1)＋(読み損じた文字数／300)
  例：読み損じた文字数2個，1つの文章を読むのにかかった秒数12.6秒，読んだ文章数9，読み損じた文字数7の場合
  読書速度(cpm)＝(30－2)÷12.6×60秒
  　　　　　　＝133.3(文字／分)
  読書視力＝1.4－(9×0.1)＋(7／300)
  　　　　＝0.52 logMAR

6 特殊例

①乳幼児および小児の術後眼鏡処方

- 一般に，乳幼児および小児の白内障術後の屈折矯正は，コンタクトレンズや眼鏡装用で経過をみる。しかし，コンタクトレンズによるトラブルや，眼鏡装用がうまくいかない症例では，アプローチが遅れ，その結果，深い弱視をつくってしまうことになる。近年，医療の発展とともに，幼児に対しても眼内レンズを挿入する例が増えてきている。眼内レンズ挿入が可能であれば，屈折矯正がある程度容易になると考えられる。

ものしりコラム

眼の屈折異常は主に眼の屈折力と眼軸長の関係で決まり（軸性屈折異常，屈折性屈折異常），不同視の場合，軸性か屈折性かによって適した屈折矯正の方法がある。例えば，無水晶体眼など遠視の場合，屈折性の遠視ではコンタクトレンズによる矯正が良い。近視の場合，軸性であれば眼鏡，屈折性であればコンタクトレンズが適していると考えられる。

②年齢別の近見加入度数について

- 白内障術後は調節力がなくなるため，視機能の発達段階にある乳幼児および小児では，明視できるように眼鏡度数を選択する必要がある。
- 0歳～2歳ころまでは，母親と顔を合わせる距離，手の届く距離に合わせ3.00D。3歳～就学前は，玩具やボールなどで遊ぶことが増えるので2.00D程度。就学以降は，活動範囲も広がり，いろいろな距離での作業が増えるため1.00D程度の加入か，もしくは遠近両用眼鏡も考慮する必要がある。ただし，この加入度数は目安にすぎず，個々の作業距離に合わせ，必要な加入度数を調査し処方する（表1）。

表1　年齢別近見加入度数の目安

年齢	近見加入度数の目安
0～2歳	+3.00D
3歳～就学前	+2.00D
就学以降	+1.00D，あるいは遠近両用考慮

もの知りコラム

レンズのプリズム効果（プレンティスの公式）

- 眼鏡の光学的中心のズレはプリズム効果を生じさせる。水平方向2△以上，垂直方向0.5△以上のプリズム効果で眼精疲労等の症状を生じる。

    $P(\triangle) = h(cm) \times F(D)$

    1Dのレンズ光学中心から1cmの距離の点は1プリズムジオプターとなる。

- このことからも，ハイパワーのレンズは，装用条件がしっかりしていないといけないことがわかる。ハイパワーではレンズの重量も重くなり，乳幼児の顔からずり落ちてしまうので，眼鏡にヘッドバンドをつけるなどの工夫も考慮する（図58）。

例えば，無水晶体眼の12Dのレンズが鼻メガネになり，光学中心が5mmズレたら・・

↓

$P(\triangle) = 0.5\,cm \times 12D = 6\triangle$ の基底下方プリズム効果が生じる

図58　レンズのプリズム効果（プレンティスの公式）

チェックポイント

☑ 無水晶体眼は，遠視がハイパワーなため，遠近両用眼鏡の製作範囲に限界がある（バイフォーカル，マルチフォーカルとも，等価球面＋8.00D程度まで〔レンズメーカーによるが概ね＋8.00D程度〕であれば近見加入＋3.00Dが可能であるが，等価球面＋8.00Dをこえる度数では製作不能である）。

☑ ハイパワーのフルフィールドレンズ，レンチキュラーレンズでは，外見はフルフィールドレンズのほうが良いが，フルフィールドはレンズ口径が大きいため厚くなる。それに対しレンチキュラーレンズは，外見があまり良くないが，レンズ口径が小さいので，若干レンズが薄くできるという利点がある（図57）。

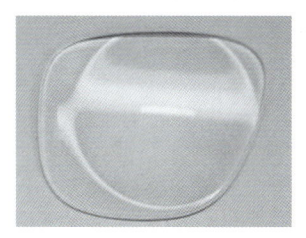

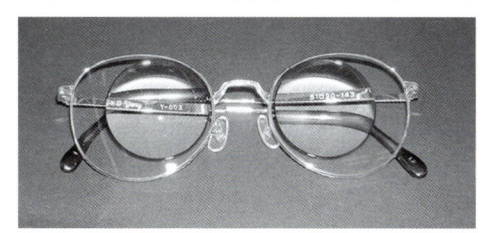

図57　左：フルフィールドレンズ　右：レンチキュラー型レンズ

ものしりコラム

小数視力とlog MAR視力

・従来の小数視力表は視角に反比例するため，各視標が等差配列されているが，実質的に等間隔ではない。視力は感覚を表す尺度であるので，対数配列でないといけない。このことから，log MAR視力表が開発され臨床応用されるようになった。log MARとは，視角の対数であり，それぞれの視標は実質的に等間隔に配置されている。また，小数視力は単純に加算平均ができないため，log MAR値に換算して解析・検討することが一般化してきている。
・各種視力との関係は表2の通りである。

log MAR視力の臨床応用上の問題点

・視力表の下段の視標ほど配列の間隔が細かくなるため，読みわけ困難が生じやすい。log MAR視力表を用いた場合は，通常の小数視力値より低い視力値を示す傾向がある。そのため，単純に小数視力表での測定結果をlog MARに換算した値と，log MAR視力表を用いて測定した視力値とではその値に差が出ることが考えられる。

表2　各種視力の関係

小数視力値	対数視力値	log MAR値
0.05	−0.3	1.3
0.06	−0.2	1.2
0.08	−0.1	1.1
0.1	0	1.0
0.125	0.1	0.9
0.15	0.2	0.8
0.2	0.3	0.7
0.25	0.4	0.6
0.3	0.5	0.5
0.4	0.6	0.4
0.5	0.7	0.3
0.6	0.8	0.2
0.8	0.9	0.1
1.0	1.0	0
1.2	1.1	−0.1
1.5	1.2	−0.2
2.0	1.3	−0.3

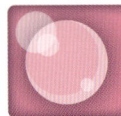

6 角膜曲率半径測定

> ▶▶▶ **アクセスポイント**
> - 角膜曲率半径（強主経線，弱主経線）を測定する。
> - ケラトメーターは前面のみの曲率を測定し，前後面の曲率比が同一であると仮定し，角膜全屈折力を求めている。
> - 屈折矯正手術後，角膜形状異常疾患例では，角膜形状解析装置を用いて眼内レンズ計算をすることがある。
> - 眼内レンズ度数の決定のため必須の検査である。

A 角膜曲率半径測定の目的

- 眼内レンズ度数を計算するために，角膜曲率半径（角膜屈折力）が必要である。

B 角膜曲率半径測定の特徴

- 角膜曲率半径の測定では，中心部約 3 mm 部分の角膜屈折力を測定している。
- 角膜全屈折力は，角膜前面曲率半径，角膜後面曲率半径，角膜実質，前房水の屈折率から算出される。
- ケラトメーターは前面のみの曲率を測定し，前後面の曲率比が同一であると仮定し（角膜の屈折率を 1.3375 として），

  角膜屈折力(D) = 337.5/角膜曲率半径（mm）

  から角膜全屈折力を求めている。
- 屈折矯正手術後，円錐角膜などは角膜前後面の曲率比は同一ではないため，そのままの値で IOL 計算すると術後遠視となってしまう。

検査の説明のポイント
- 角膜の形を検査する。
- 角膜屈折力を測定し，目の中に入れるレンズを決めるために大事な検査である。
- 検査中，視線を動かさないよう，まっすぐ中の絵を見ていること。
- 大きく目を開けて，少しの間まばたきをがまんすること。

チェックポイント

☑ 接触型の検査（A モード，アプラネーション等）をする前に角膜曲率半径を測定しよう。

☑ CL 装用者は CL を外してから測定する。
  - HCL では 1～2 週間
  - SCL では 1～2 日間

C 測定の実際

1 オートケラトレフラクトメータ（Topcon KR-8900）（図59）

特徴
- 容易にすばやく測定可能である。
- 角膜前面のみで，中心部の直径約 3 mm 部分の測定である。
- Purkinje-sanson 第1像の測定をしている。

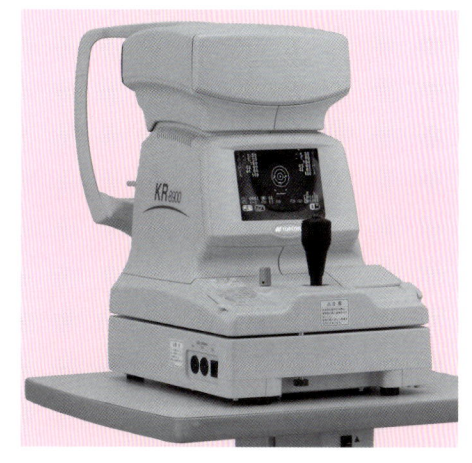

図59 オートケラトレフラクトメータ KR-8900

測定方法
1) ケラト測定モードにする（図60）。
2) コントロールレバーを動かし，モニター画面に被検眼を映す（図61）。
3) コントロールレバーを前後に動かし，アライメント輝点の大きさが最小になるよう合わせる。睫毛，眼瞼が入らないようにする（図62）。
4) アライメント輝点がアライメントエリアに入った状態で測定ボタンを押す（図63, 64）。
5) 4～5 回測定する（図65）。
   固視不良（図66），眼球圧迫，眼瞼挙上，強制的な長時間の開瞼，検査前の眼軸長・眼圧の測定を避ける。
6) 検査結果のプリント（図67）。
   R1：弱主経線　R2：強主経線　AVE：平均値　CYL：角膜乱視度
   D：角膜屈折力　MM：角膜曲率半径　A：軸
   （検査方法については p.19 屈折検査の項も参照）

6 角膜曲率半径測定

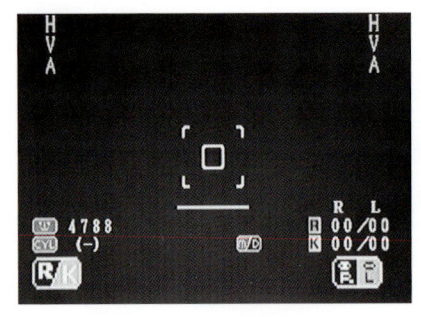

図60　ケラト測定モード

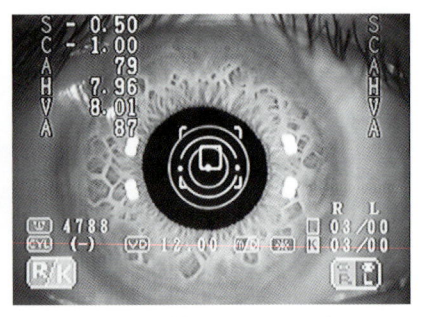

図61　被検眼を画面に映す

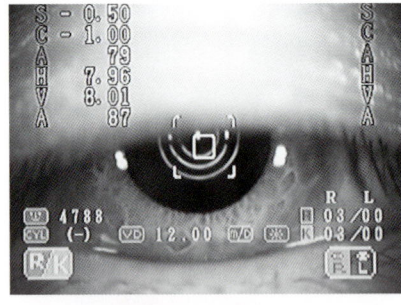

図62　開瞼不足，睫毛がかかっており測定不可

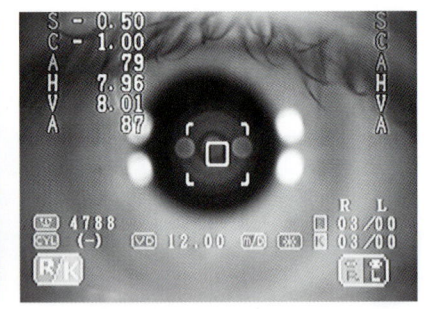

図63　ピントを合わせる

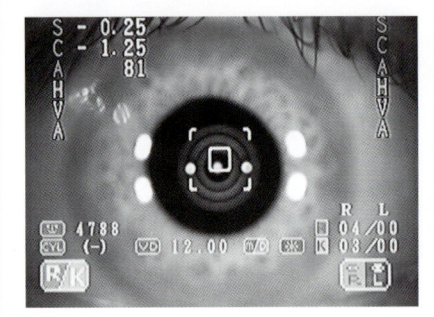

図64　マイヤーリングのピントがぼやけている

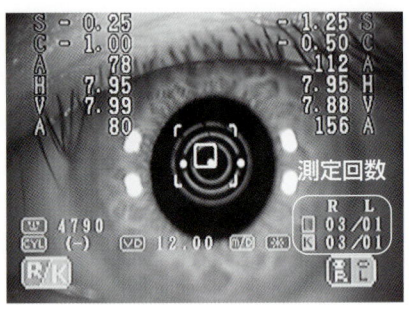

図65　測定回数の確認

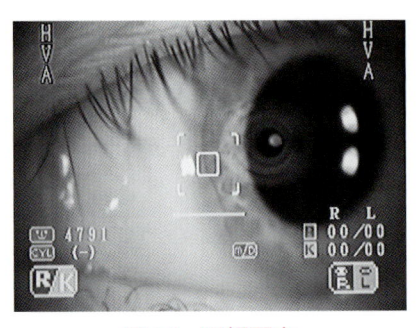

図66　固視不良

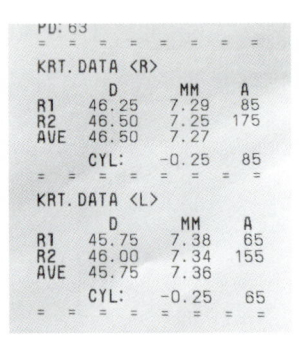

図67　検査結果

チェックポイント

- 測定値がばらつく場合

☑ 瞬目させる。
☑ 固視がしっかりとできていたか？
☑ 測定部位が瞳孔の中心であったか？
☑ 十分な開瞼ができていたか？
☑ 睫毛はかかっていなかったか？
☑ 角膜形状異常疾患ではないか確認する。

2 IOL マスター

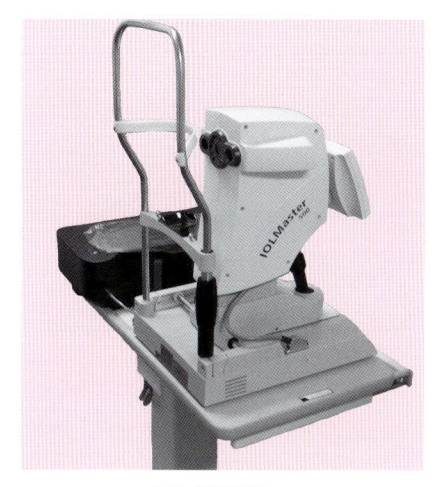

IOL マスター

特　徴

・1つの機械で眼軸長，角膜曲率半径，前房深度を測定し，眼内レンズの計算ができる。
・IOL マスターのほうがオートケラトレフラクトメータよりややスティープぎみの結果となる。

やってみよう!

1) 曲率半径測定モードを選択する（図68）。

デュアルモード（角膜曲率と眼軸を測るモード）のアイコンをクリックする。キーボードの"A"を押してもデュアルモードになる（ver.7 の場合）。

図68　曲率半径測定モード

2) 固視灯を見るよう指示する（図69）。

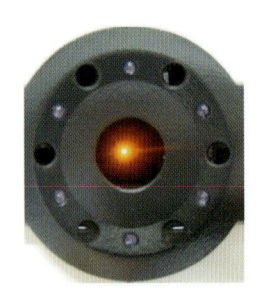

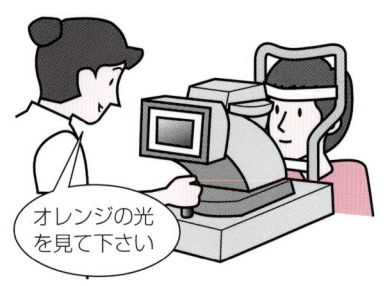

図69 固視灯を見てもらう

（オレンジの光を見て下さい）

3) ピントを合わせる（図70）。

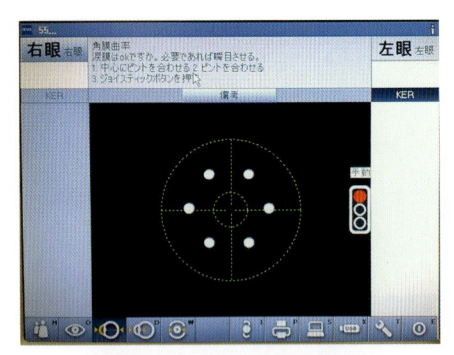

図70 ピントを合わせる

4) 瞬目させたあと測定する。

5) 最低3回は測定し，再現性を見る（図71，72）。

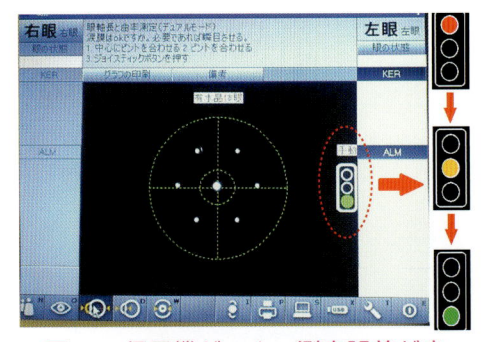

図71 信号機がつき，測定誤差が少なくなった

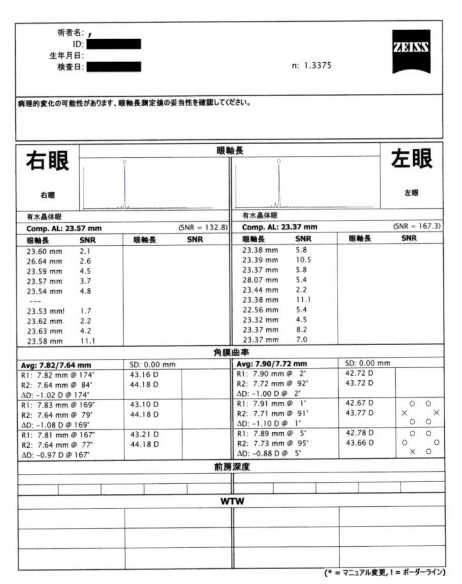

図72 検査結果（プリント）

3 異常角膜患者の角膜曲率半径の測定

チェックポイント

- ☑ 左右差はないか？ 角膜乱視が1D以上あると角膜形状の異常が疑われる。
- ☑ 角膜乱視が屈折検査に相関しているか？
- ☑ 測定値が正常範囲内であるか？
  - 過去に屈折矯正手術を受けたことがないか？
  - 円錐角膜ではないか？
  - アトピー性皮膚炎患者は円錐角膜を合併しやすい。
- ☑ 正常値：平均角膜屈折力　43.0 ± 1.5 D
  　　　　　平均角膜曲率半径　7.85 ± 0.25 mm

以上が疑われる場合には角膜形状装置等を用いた確認が必要となる。

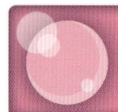

7 コントラスト検査

▶▶▶アクセスポイント

- コントラスト感度とは，ある空間周波数において認識できる最小コントラストの逆数をいう。
- コントラストが90％以上の濃淡がはっきりした条件である従来の視力検査では発見できない見え方の異常を検出することができる。
- コントラスト感度の検査は，その測定方法の違いにより，低コントラスト視力，文字コントラスト感度，縞視標コントラスト感度の3種類に大別される。
- コントラスト感度検査の注意点は，結果が被検者の検査に対する集中力，検者の熱意，屈折矯正の有無やレンズの汚れなどの影響を受けること，さらにチャート式の測定装置では，照明や周囲の配置など測定環境を一定にすることが難しいことなどが挙げられる。

A コントラスト感度とは

1 コントラスト閾値

- コントラスト閾値（図73）とは，濃淡の度合いのこと。
- 濃淡の差が強いことをコントラストが高いという。**Michelsonの公式**によりコントラストの程度を数字で示す。

Michelsonの公式
$$コントラスト = \frac{(最大輝度 - 最小輝度)}{(最大輝度 + 最小輝度)}$$

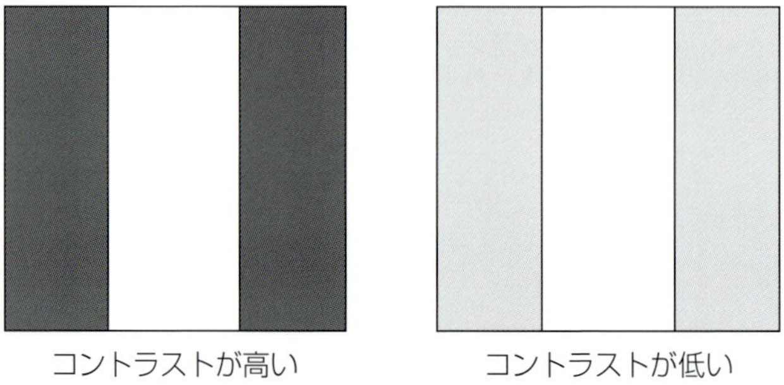

コントラストが高い　　　コントラストが低い

図73　コントラスト閾値

コントラストは0～1の値をとり，その値が小さいほどコントラストが低く，濃淡の差が弱いことを示す。この値に100をかけ，**％コントラスト**として示すことがある。

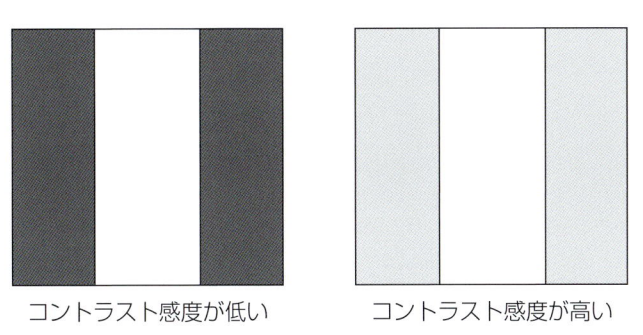

2 コントラスト感度

- コントラスト感度（contrast sensitivity，図74）とは，コントラストを有する視標を認知する能力のこと。その対象を認めることができる最小のコントラストの逆数で表す。

図74　コントラスト感度

値が大きいほどコントラスト感度が良いことを示す。また，logコントラスト感度は平均を求めるときに用いる。

3 コントラスト感度特性

- コントラスト感度特性（contrast sensitivity function；CSF，図75）とは，正弦波の縞の太さ（空間周波数）に対するコントラスト感度の変化の仕方をいう。

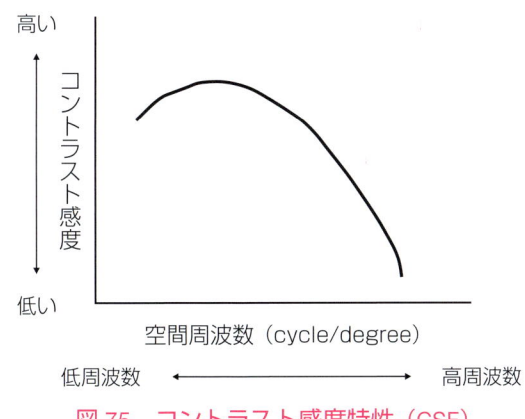

図75　コントラスト感度特性（CSF）

縦軸に縞のコントラスト（コントラスト感度），横軸に縞の幅（空間周波数）をとり，縞として見える点を結んだもの。

4 コントラスト感度の特徴

①加齢や瞳孔径などによって変化する

加齢によって，正常域，ピークコントラスト感度およびピークコントラスト感度をもつ空間周波数などが変化する。また瞳孔径は大きいと球面収差の影響が大きくなり，小さいと網膜に到達する光量の低下とともに回折現象の影響が増す。

②白内障眼では低下する

初期は高空間周波数閾が低下し，進行に伴って全体的な感度低下をきたす（図76）。

またグレア負荷でのコントラスト感度も低下する．その他，多くの疾患でコントラスト感度は低下する．

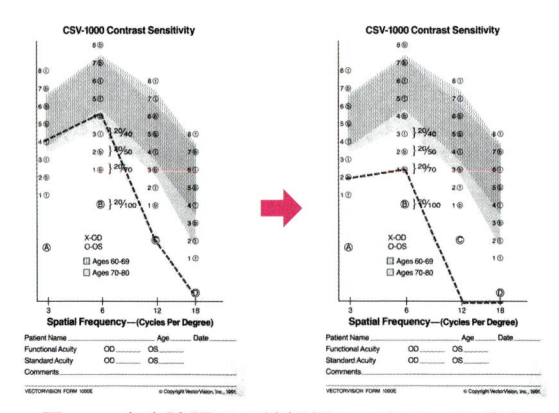

図76　白内障眼での縞視標コントラスト感度
（CSV-1000Eでの測定結果）

図の左側は初期のものを示し，右側は進行に伴い全体的に感度が低下していることを示している．

③一般に球面と非球面眼内レンズを比較すると，非球面眼内レンズの方がコントラスト感度は高い

　球面眼内レンズを非球面眼内レンズにすることで，眼球全体の高次収差が軽減でき，コントラスト感度が高くなる可能性がある．

5 コントラスト感度の測定意義

- 日常生活における形態覚全体を定量的に表すことができる（図77）．

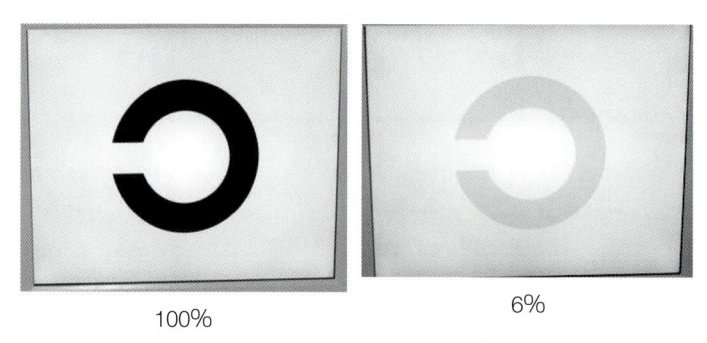

図77　コントラスト感度の測定意義

タカギセイコー製LCDチャートモデルLC-10の100％視標（左側）と6％視標（右側）を示す．日常生活では左視標のような高コントラストは少なく，むしろ右視標のように低コントラストではっきりしない状況が多いとされている．

- コントラストが90％以上で，濃淡がはっきりした条件の通常の視力検査では捉えることができない微妙な見え方の違いを評価する際に用いられる．
- 治療前後での結果を比較する場合にも有用である．

B コントラスト検査

1 コントラスト感度の種類（図78）

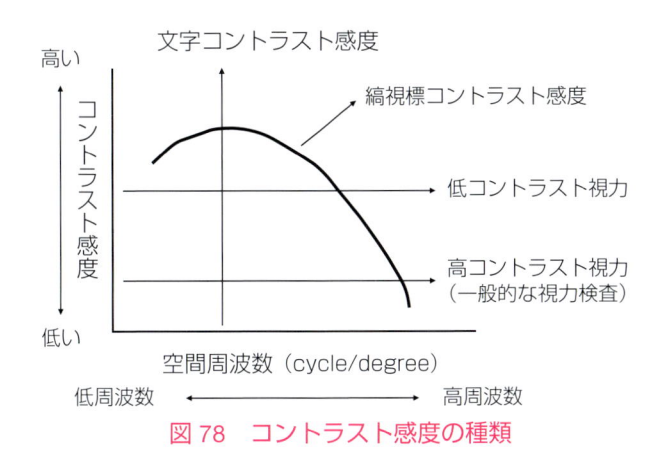

図78　コントラスト感度の種類

①低コントラスト視力

　視標のコントラストを一定にして，視標を認識できる最も小さな視標のサイズを測定する（図77）。CAT-CP（ナイツ），パネルチャート PC50（トプコン），システムチャート SC-2000（ニデック），LCD チャートモデル LC-10（タカギセイコー），FC-1000（トーメー），logMAR 近距離視力表（日本点眼薬研究所），イルミネーションキャビネット（TMI），WK マルチコントラスト視力表（コーワ）などが挙げられる。

チェックポイント

- 低コントラスト視力だけは，感度ではなく視力値として表される。日常生活を反映する視力値として100％コントラストとの比較ができるので，被検者にとって理解しやすい検査法である。

②文字コントラスト感度

- 視標のサイズを一定にして，視標を認識できる最も低いコントラストを測定する。
- Pelli-Robson Contrast Sensitivity Chart（ジャパンフォーカス，図80左），CSV-1000RN（中央産業貿易，図80右）などが挙げられる。

> **もの知りコラム**

コントラスト感度検査の他の検査との相違点

・視力検査
視力検査とはコントラストがはっきりしている視標を用いて，最小分離能を評価するもの（図79）。

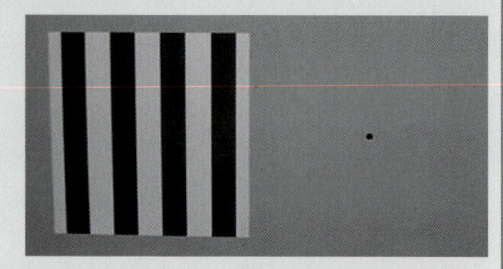

図79　Teller Acuity Card Testing の視力表

・Frequency Doubling Technology(FDT)スクリーナー
1cycle/degree 以下の正弦波パターンを 15 Hz 以上の早い周波数で反転させた視標を用いて，視野の中心 20 度以内の 17 カ所の測定点でコントラスト感度を計測するもの。

グレアとは

過剰な輝度または過剰な輝度対比のために不快感または視機能低下を生じる現象のことで，主なものに不快グレアと減能グレアがある。

・Discomfort Glare（不快グレア）
視野内で隣接する部分の輝度差が著しい場合や，眼に入射する光量が急激に増したときに不快を感じる状態である。

・Disability Glare（減能グレア）
眼内に入った光の散乱によって対象物のコントラストが低下し，見え方が低下するもの。

・グレアの測定意義
中間透光体に存在する混濁により光が散乱して生じる視機能低下を自覚的に評価する。白内障や角膜屈折矯正手術などの手術前後での，視機能の自覚的な変化（効果）を評価することができる。また，羞明の症状が眼球光学系の混濁による光の散乱に由来するものかを推測する。

羞明とは

羞明とは，光が強くて不快に感じたり見えにくい状態になったりする「まぶしさ」を医学的に症状として表現した言葉である。羞明は正常者においても病的状態においても生じ得るものであり，正常者においてはグレアが，病的状態においてはグレアおよびグレア以外の機序が羞明の原因となる。

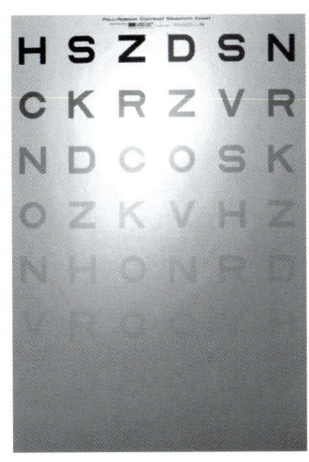

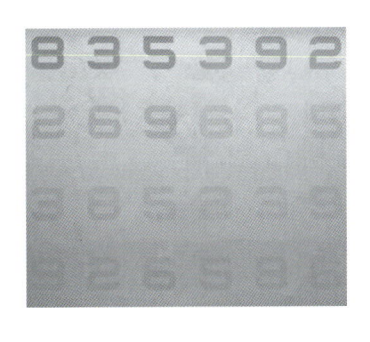

図80　文字コントラスト感度

③縞視標コントラスト感度

- 視標サイズ，コントラストともに変化させて測定する。コントラスト感度曲線を描くことができる。
- CSV-1000E（中央産業貿易，図81），Functional Acuity Contrast Test（ジャパンフォーカス），オプティックビジョンテスター6500（ジャパンフォーカス）などが挙げられる。

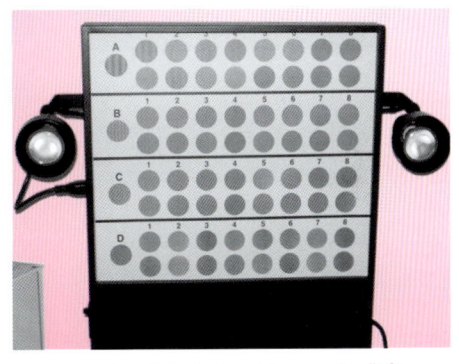

図81　縞視標コントラスト感度

2 コントラスト感度検査の問題点と限界

- コントラスト感度の評価だけで，診断や治療法，予後の決定はできない。ほかの検査と組み合わせて病態を把握することが重要である。
- 自覚的検査なので，検査に対する被検者の集中力や理解力，検者の習熟なども結果に影響を及ぼす。
- 屈折矯正の有無やレンズの汚れなどの影響を受けやすい。
- チャート式の測定装置では，照明や周囲の配置など測定環境を一定にすることが難しい。
- 検査対象に矯正視力の条件が決められている装置がある。
- 標準化された装置や基準値がないので，各装置のマニュアルに記載・登録されているデータを参照する。

もの知りコラム

検査の選択について

・コントラスト感度は，どの症例に対しても低周波数閾から高周波数閾までのコントラスト感度曲線を評価すればよいとは限らない。日常診療の場面では，白内障の程度，視力，手術時年齢，挿入するIOLのタイプ，合併する疾患，被検者のニーズなど実に多様である。したがって，知りたい情報とその条件を満たす検査機器を選択する必要がある。加えて，これらの検査は，視力検査と同様に自覚的な見え方を答えてもらう検査法であるので，得られた数値と被検者の自覚的な見え方，あるいはその他の客観的な所見などと常に照らし合わせながら評価する習慣をつけておくとよい。

検査・測定機器の比較

①低コントラスト視力表の比較（表3）
②文字コントラスト感度検査機器の比較（表4）
③縞視標コントラスト感度検査機器の比較（表5）

表3 低コントラスト視力表の比較

名称（販売元）	タイプ 測定距離	視標の種類	コントラストの種類	特徴
CAT-CP（ナイツ）	覗き込み型（遠方視）	ランドルト環	100%，10%，5%	薄暮時の測定が可能 耐経年変化に優れる 高価 測定時間が長い
PC50（トプコン）	19インチ液晶ディスプレイ 2.5m～6m（25cm間隔で可）	ランドルト環，ひらがな，数字，アルファベット，図形，スネルレン	25%，12.5%，10%，5%，2.5%	0.02から対応 耐経年変化に優れる 安定した条件で検査できる
SC-2000（ニデック）	19インチ液晶ディスプレイ 3m～6m（50cm間隔で可）	ランドルト環，ひらがな，英字，数字，絵，ETDRS（0.32～2.0）	100%，25%，12.5%，6%	0.03～2.0まで対応可能 耐経年変化に優れる 安定した条件で検査できる
LC-10（タカギセイコー）	19インチ液晶ディスプレイ 3m～6m（50cm間隔で可）	ランドルト環，ひらがな，スネルレン，英字，数字，絵，ETDRS（0.25～2.0）	100%，25%，12%，6%	0.03～2.0まで対応可能 耐経年変化に優れる 安定した条件で検査できる
FC-1000（トーメー）	19インチ液晶ディスプレイ 3m～6m（50cm間隔で可）	ランドルト環，ひらがな，スネルレン，英字，数字，絵，ETDRS（0.25～2.0）	100%，25%，12%，6%	0.03～2.0まで対応可能 耐経年変化に優れる 安定した条件で検査できる
log MAR 近距離視力表（日本点眼薬研究所）	近見視力表 50cm	ランドルト環	90%以上，25%，6%	log MAR 1.0～－0.2まで対応 安価
イルミネーションキャビネット（TMI）	視力表，架台 2m～4m	数字，アルファベット，絵文字	FULL，25%，10%，5%，2.5%，1.25%	30か月から対応可能
WKマルチコントラスト視力表（コーワ）	遠見視力表 5mまたは3m	ランドルト環	90%，15%，5%，90%（逆位相）	log MAR 0.9～－0.3まで対応

表4　文字コントラスト感度検査機器の比較

名称 (販売元)	タイプ 測定距離	視標の種類	コントラスト の種類	特徴
Pelli-Robson Chart (ジャパンフォーカス)	チャート式 1 m	アルファベット 0.9～1 cycle/degree (5 m では 5 cycle/degree)	16 種類 48 文字	ウェーバーコントラストを採用 視標輝度が低い
CSV-1000RN (中央産業貿易)	チャート式 2.5 m	数字 2.4 cycle/degree	8 段階 24 文字	コントラストの変化が等間隔

表5　縞視標コントラスト感度検査機器の比較

名称 (販売元)	タイプ 測定距離	視標の種類	コントラスト の種類	特徴
CSV-1000E (中央産業貿易)	チャート式視力表 2.5 m	縞視標 3, 6, 12, 18 cycle/degree	66.66％～0.52％ まで 36 パターン (％コントラスト)	二者択一なので検査時間が短い 矯正視力 0.5 以上が対象 測定条件を一定にするのが難しい
F. A. C. T (ジャパンフォーカス)	チャート式視力表 遠点用 3 m 近点用 46 cm	縞視標 1.5, 3, 6, 12, 18 cycle/degree	4～180 (コントラスト感度) 9 種類のコントラストの縞模様による 45 種類の視標	三者択一 (右, 上, 左) ブランク視標なし
オプティックビジョンテスター 6500 (ジャパンフォーカス)	覗き込み型	縞視標 1.5, 3, 6, 12, 18 cycle/degree		再現性が高い LED 使用で均一照明 ナイトテスト(グレアなし, あり)の評価可 測定時間が長い
CGT-2000 (タカギセイコー)	覗き込み型 30cm, 60cm, 1 m, 5 m	二十輪 6.3～0.64 degree	0.0071～0.64	理解しやすく短時間で測定可能 測定環境が一定 4 歳未満では難しい 0.1 未満では測定不能
ケンブリッジローコントラストグレーティング (ジャパンフォーカス)	遠見視力表 6 m	縞視標 4 cycle/degree	13％～0.14％ (ミカエルソンコントラスト)	二者択一形式でスピーディな検査が可能 多発性硬化症, 視神経炎, 緑内障, 糖尿病網膜症の検出に適する

3 チャート式と覗き込み型器械の特徴（表6）

表6　チャート式と覗き込み型器械の特徴

	チャート式	覗き込み型
瞳孔径の確認	○	×
固視監視	○	×
測定環境の一定化	△	○
経年変化の影響	++	+
検査時間・再現性	△	○
被験者の性格・疲労度の影響	大	小

さぁ準備して！

- オートケラトレフラクトメータ
- 検眼レンズセット
- 検眼枠
- 視力表
  - （輝度計，照度計）
  - （瞳孔径を計測するもの：p.111 参照）
- コントラスト感度の検査機器
  - CAT-CP
  - LC-10
  - Pelli-Robson Contrast Sensitivity Chart
  - CSV-1000E
  - オプティックビジョンテスター 6500
  - CGT-2000

やってみよう！

- オートケラトレフラクトメータで屈折を検査する。
- 遠見視力を測定し，屈折異常を矯正する。

チェックポイント

☑ **屈折異常は適切に矯正されているか？**
屈折異常の矯正が不十分であると結果に影響を与える可能性がある。覗き込み型の器械で計測する場合は，器械近視が介入する場合があるので，若干マイナス寄りに矯正するほうがよいとの意見もある。

☑ **矯正用レンズに汚れは付着していないか？**
矯正用レンズに汚れが付着していると，それだけで実際の値よりも低い結果になる。

☑ **散瞳剤などは点眼されていないか？**
瞳孔径が大きいと球面収差の影響が増すので，散瞳剤等の点眼は控える。また，検査時には瞳孔径を測定しておくとよい。

☑ **室内照明は適切か？**
コントラスト感度の測定は，室内照度の条件を一定に保つ必要があるため，あらかじめ検査に必要な室内の照度レベルが保たれているか計測する必要がある。

☑ **被検者は疲れていないか？**
コントラスト感度の検査（特に縞視標）では，微妙な見え方の違いを答えてもらうので，さまざまな検査を受けた後に行うと被検者が疲れてしまい，検査の精度が下がってしまう。

☑ **検査に集中できる環境が整っているか？**
コントラスト感度の検査は自覚的な検査であるので，静かで集中できる環境作りが必要である。

☑視標の見え方について理解できているか？
　とても微妙な違いを見極めてもらう検査なので，集中して見て答えてもらうように説明すること。

C コントラスト感度検査装置

1 CAT-CP（ナイツ・図82）

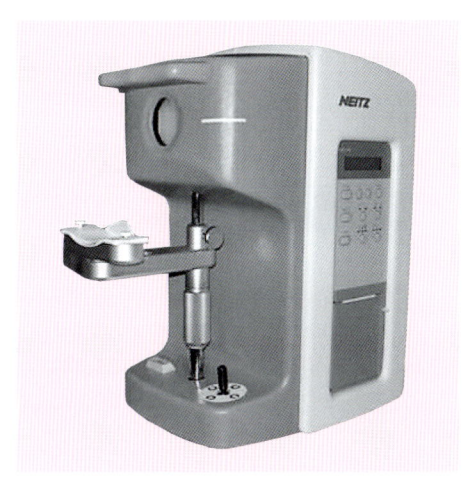

図82　低コントラスト視力検査装置 CAT-CP

> **もの知りコラム**
>
> **輝度，照度とは…**
>
> 　輝度（luminance）とは，ある方向から見た物の輝きの強さを示す。照度が単位面積あたりどれだけの光が到達しているのかを示すのに対し，輝度はその結果ある方向から見たときどれだけ明るく見えるかを示す。単位はカンデラ（cd）を用い，1平方メートルあたりに照射される光量を基準とするので「cd/m^2」（カンデラ/平方メートル）と表される。
>
> 　照度（illuminance）とは，平面状の物体に照射された光の明るさを表す心理的な物理量である。単位は，ルクス（lx）またはルーメン毎平方メートル（lm/m^2）である。

①視標とその特徴（図83）

- 視標サイズ，コントラスト感度ともに変化
- 視標はランドルト環
- 視標サイズは，1.03logMARから－0.1logMARまで15段階
- コントラストは100％，10％，5％の3段階
- 昼間視，薄暮視，グレア負荷検査が可能

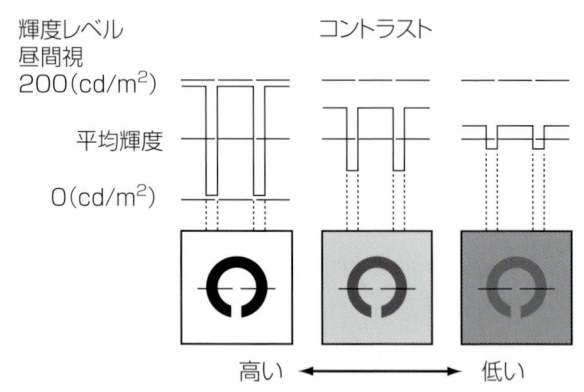

図83　CAT-CPの視標とその特徴

②検査条件・設定（図84）

> **検査の説明のポイント**
> ・視力検査と同じ視標のランドルト環で検査すること。
> ・視力検査と同じように，徐々に視標が小さくなっていくほかに，視標の濃淡がはっきりしない視標を用いて検査すること。
> ・検者が検査を進めるのではなく，被検者がレバーとボタンを使って答えながら進める検査であること。

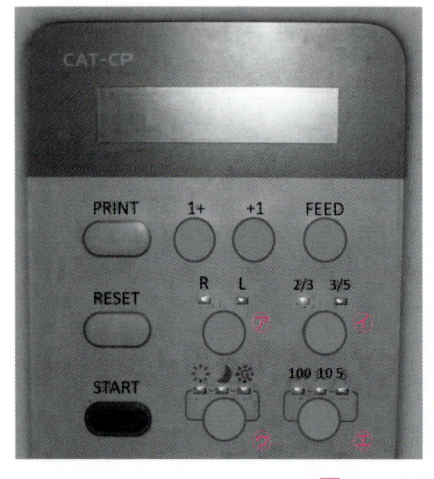

㋐測定眼の選択ボタン
㋑正答の判定(2/3 or 3/5)選択ボタン
㋒昼間視，薄暮視，グレア負荷の選択ボタン
㋓100％，10％，5％コントラストの選択ボタン

図84　CAT-CPの検査ボタン

チェックポイント

- ☑ CAT-CPにおける100%コントラスト感度での視力値は器械近視が介入する可能性が高いので，通常の視力値と必ずしも一致するわけではないことを覚えておこう。
- ☑ 15秒以上回答がない場合には自動的に「分からない」と判断されるが，被検者がボタンを押し忘れることも多いので，検者は声かけをしながら進めよう。
- ☑ 検査がうまく進められない場合は，被検者の代わりに検者がレバーやボタンを操作しよう。

測定方法

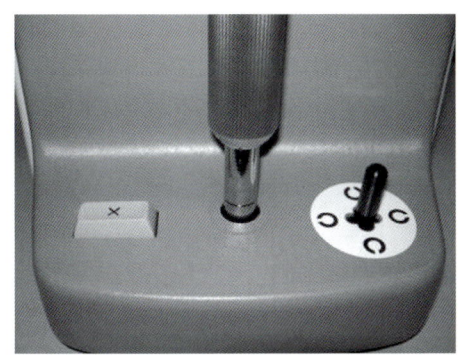

1) ランドルト環の見え方が分かったら，輪の切れ目と同じ方向に画面右側のレバーを動かしてもらう
2) 切れ目の方向が分からない場合は，左側にある×のボタンを押してもらう

図85　CAT-CPの測定方法

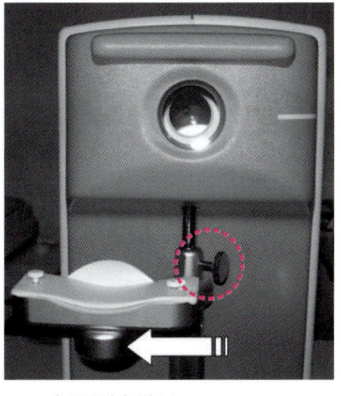

右眼測定時は…
ネジを緩めて顎台を左側へ移動する

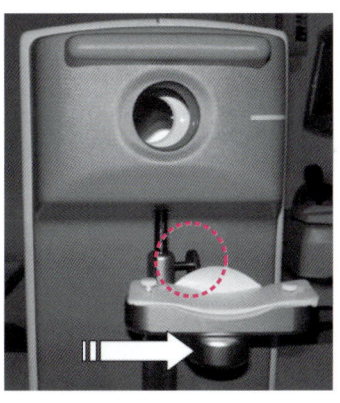

左眼測定時は…
ネジを緩めて顎台を右側へ移動する

図86　CAT-CPの顎台の合わせ方

7 コントラスト検査

③記録用紙とその解釈

- 図87は被検者の右眼の昼間視を示したもの。この結果から，昼間視では100%，10%コントラスト視力が低下しており，グレア負荷時でも低下していることを示している。
- 左眼（図88右）は，昼間視でグレアなし，グレア負荷時ともに，全体的な感度の低下があることを示している。

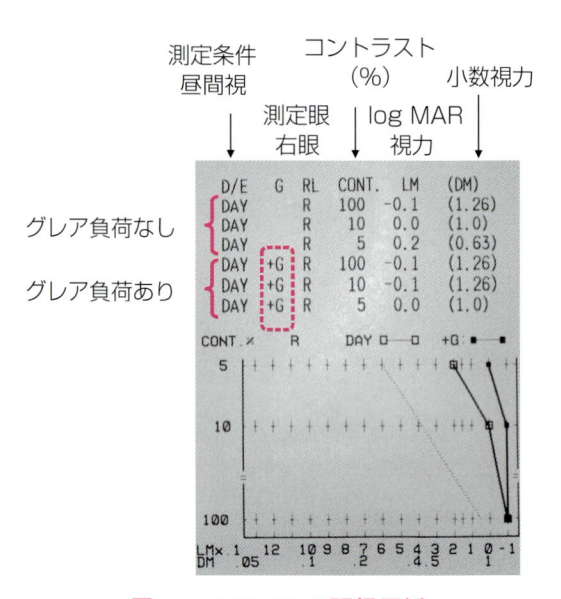

図87　CAT-CPの記録用紙

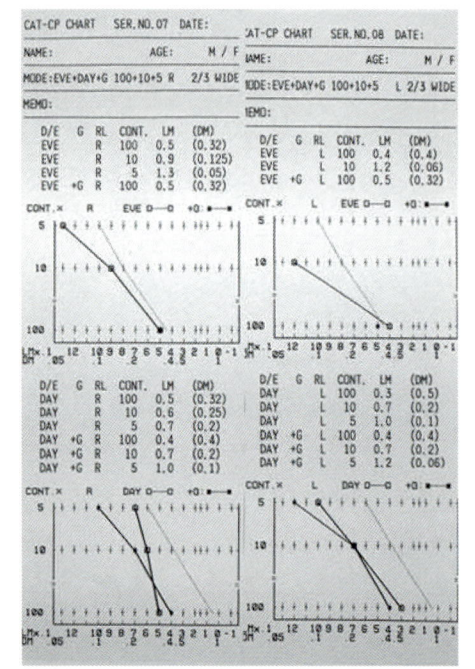

図88　CAT-CPの実際の測定結果

左上の記録用紙は，被検者の右眼の薄暮視を示したもの。100%コントラストでは，視力値0.5 log MAR（小数視力で0.32），10%コントラストでは，視力値0.9 log MAR（小数視力で0.125），5%コントラストでは，視力値1.3 log MAR（小数視力で0.05），100%コントラストでグレア負荷すると，視力値0.5 log MAR（小数視力で0.32）であることを示す。この結果から，5%の低コントラスト視力では，正常範囲のものより視力が低下していることがわかる。
また左眼（右上）も薄暮視では10%コントラスト視力が低下し，5%コントラスト視力では測定不能であることを示している。

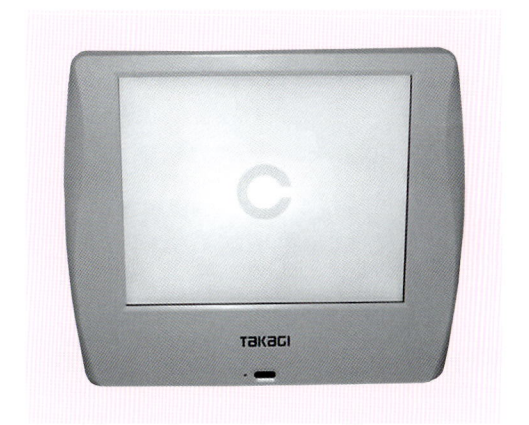

2 LC-10（タカギセイコー・図89）

図89　低コントラスト視力検査装置 LC-10

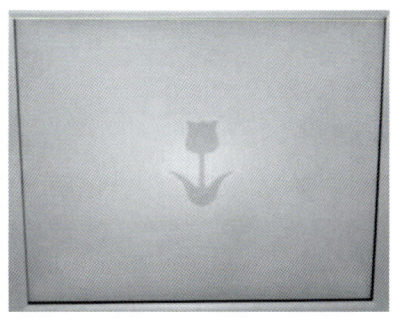

図90　コントラスト条件 6％絵視標

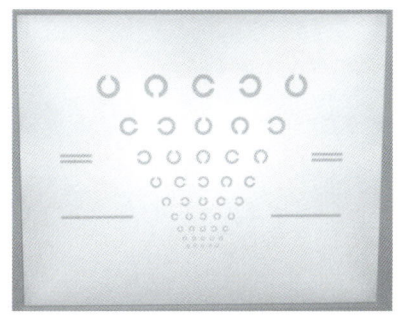

図91　10％ETDRS チャート

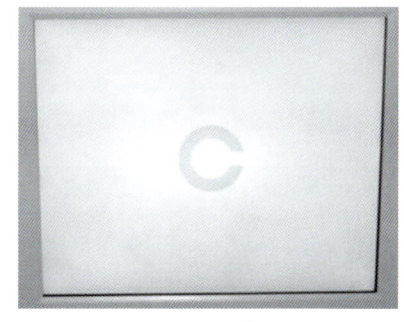

図92　コントラスト条件6％ランドルト環視標

①視標とその特徴

- ひらがな，ランドルト環，英字，数字，絵（図90），スネルレンの6種類の視力チャートを搭載。
- 一文字，横一列，縦一列表示，マスク表示，ミラー反転表示，100％，10％のETDRS（図91）表示が可能。
- 19インチ大型液晶ディスプレイにより，0.1以下の視力チャートを複数（0.03，0.04，0.05，0.06，0.08）表示できる。
- 100％，25％，12％，6％（図92）の低コントラスト条件での測定が可能。
- 乱視検査，レッドグリーン検査，斜位検査，回旋，水平，上下斜位，固視点，不等像検査，立体視検査など18種類の特殊チャートを搭載。

②検査条件・設定
- 検査距離は 3 m から 6 m まで 50 cm 間隔で選択することが可能。
- 検査室内の照度の条件は，一般的な視力検査の条件に準じる。
- 視力値は 5 m では 0.03～2.0 まで対応可能。
- 屈折矯正下で行う。

検査の説明のポイント
・視標の濃淡（コントラスト）が異なるチャートで測定すること。
・視力検査と同じように視標のサイズが小さくなっていくこと。

チェックポイント

☑ 理解力や年齢に合わせて，6 種類の視力チャートの中から，どの視標が被検者にとって適切かを判断する。

☑ 低コントラスト視力の測定に際しては，完全屈折矯正を行うのが望ましい。屈折矯正が少しでも弱いと，低コントラスト条件では測定結果が低くなってしまう場合が多い。

測定方法

1) 遠見の屈折矯正を行う（図 93）。

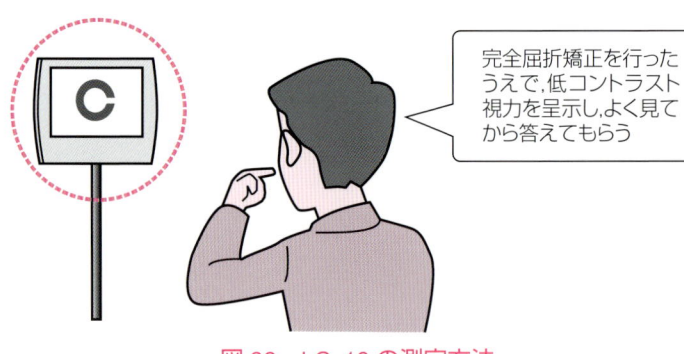

完全屈折矯正を行ったうえで，低コントラスト視力を呈示し，よく見てから答えてもらう

図 93　LC-10 の測定方法

2) 100%から適宜必要な低コントラスト下（25%，12%，6%）での視力測定を行う。

3 Pelli-Robson Contrast Sensitivity Chart（ジャパンフォーカス・図 94）

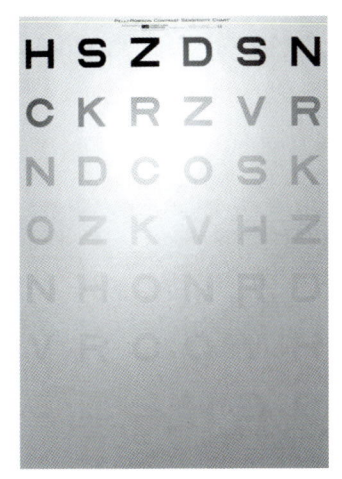

図 94 文字コントラスト感度 Pelli-Robson Contrast Sensitivity Chart

86(H)×64(W)cm

①視標とその特徴（図 95）

logコントラスト値=0　　logコントラスト値=0.15

1行目
2行目
3行目

徐々にコントラスト感度が上がっていく

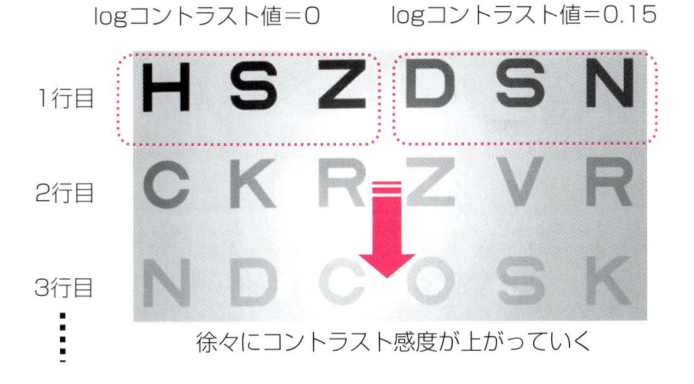

図 95 Pelli-Robson Contrast Sensitivity Chartの視標とその特徴

このチャートは，3個の同じコントラストの文字を1グループとして，1行に2グループ（計6文字）の8行で構成されている。

- このチャートは低空間周波数閾の測定であるため，矯正視力が不良な場合でもコントラスト感度の測定が可能なことが多い。
  - ・検査距離 1m では 0.9 cycle/degree　→　視力では約 0.03 に相当
  - ・検査距離 5m では 5 cycle/degree　→　視力では約 0.14 に相当
- 階段の降下や夜間歩行，建物や人物など，日常生活に関連したものの認識に問題が生じていないか否かを判断する目安となりうる。

②検査条件・設定
- チャートの中心が被検者の眼の高さになるように吊るす。
- チャートの白地部分が概ね85cd/m^{2}の輝度になるように極力均一に照明する。
- 検査距離は1m（空間周波数0.9～1 cycle/degree）もしくは5m（空間周波数5 cycle/degree）のどちらかを選択する。

> **検査の説明のポイント**
> ・視力検査と同じような検査であるが，視標はランドルト環や平仮名ではなく，アルファベットであること。
> ・視標が小さくなっていくのではなく，視標の濃淡が徐々にはっきりしなくなっていくこと。

チェックポイント

☑ 通常の視力検査の条件を満たす照度下では，白地部分の輝度が低くなる場合が多いので，輝度計で概ね85cd/m^{2}になっているかどうか確認する必要がある（図96）。

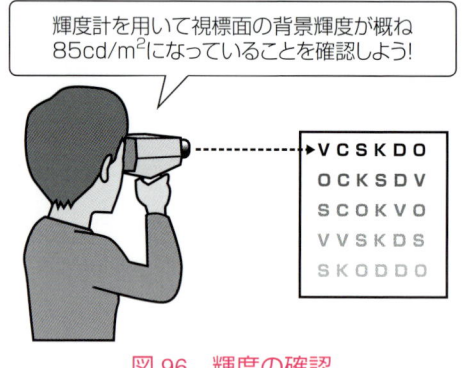

図96　輝度の確認

☑ アルファベットが読みにくい被検者には，アルファベットが書かれてあるボード等を準備して，その中から同じ文字を探してもらう。ただし，ボードを使うと検査時間が長くなってしまい集中力が続かなくなるので，被検者の様子を見ながら検討する。

☑ 簡便なのは，眼前で見えた通りに指でなぞってもらう方法であり，検査時間は短くて済むが，被検者の自尊心を傷つけることのないように十分に配慮する必要がある。

測定方法

1) テストは片眼各1回と両眼1回の計3回行う。
2) 片眼の検査では他眼を遮閉する。
3) グループ内3文字のうち2文字が読めた最も薄い文字のグループが，被検者のコントラストとなる。0.05×正答文字数－0.15の式で算出する方法もある。
4) 1mで測定する際は，必要に応じ＋0.75Dを加入する。

③記録用紙と記載方法（図97，98）

図97　Pelli-Robson Contrast Sensitivity Chartの記録用紙

記録用紙には，視標に使われた文字とlogコントラスト感度が示されている。

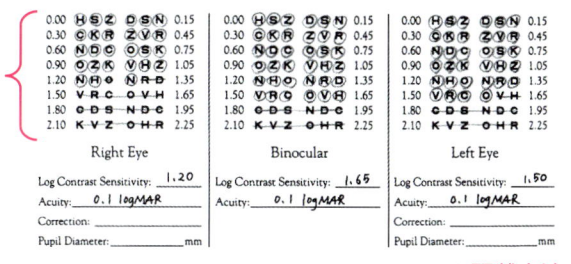

図98　Pelli-Robson Contrast Sensitivity Chartの記載方法

記録用紙には，正しく読めた文字を丸で囲み，読み間違えた文字には横線を引く。右眼(左)のlogコントラスト値は1.20ということになる。0.05×正答文字数－0.15の計算式で算出した場合も1.20となる。

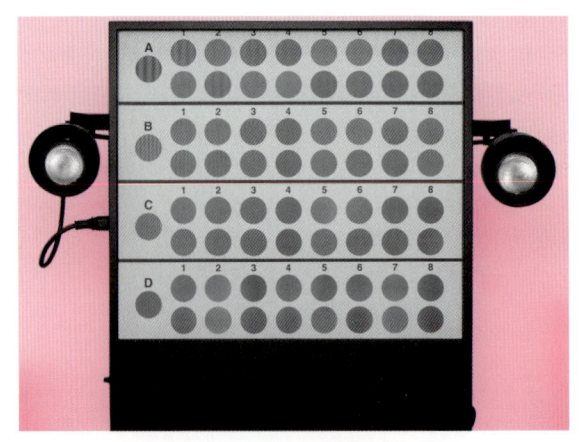

4 CSV-1000（中央産業貿易・図99）

図99　縞視標コントラスト感度測定器 CSV-1000
大きさ 58.4(H)×52(W)×8.3(D)cm

①視標とその特徴（図100）
- 縞視標であり，コントラスト感度と空間周波数のどちらもが変化する。

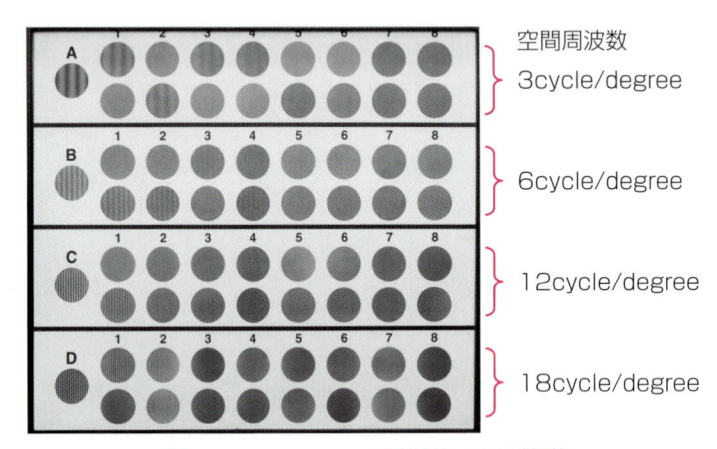

図100　CSV-1000の視標とその特徴

縞に斜線はなく，チャートには縞視標と単色視標の2つが上下1つずつ表示されている。空間周波数は4種類，コントラストは1.5（66.67%）〜193（0.52%）まで36パターンある。

②検査条件・設定
- チャートの中心が被検者の眼の高さになるようにセットする。
- 照明レベルは自動的に $85\ cd/m^2$ にキャリブレーションされる（全照明や日光の下では使用できない。また室内照度の基準は特に決められていない）。
- 検査距離は 2.5 m。
- 視力は 0.5 以上を推奨している。

検査の説明のポイント（図101，102，103）

- この検査は，自覚的検査の中でも特に被検者の性格的要因（すぐに諦めてしまう，分からなくても答える，縞として認識できなくても粘り強く凝視し続けるなど）が結果に影響しやすいので，適切な声かけをする必要がある。
- 視力が良好な被検者は，縞が見えるかどうかではなく，円の中にある縞の本数を答えることがあるので，理解しやすい言葉で説明する。

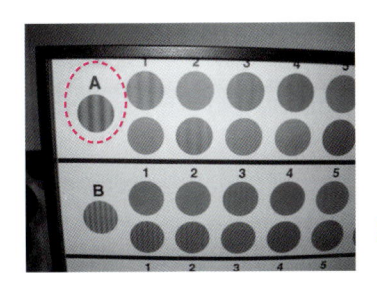

図101　被検者に，Aの円の中に縞が見えるかどうかについて確認する

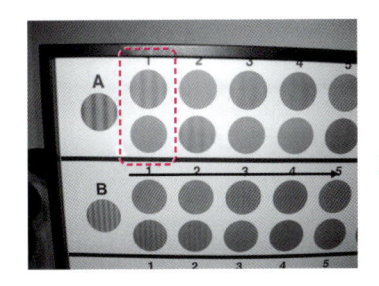

図102　1番の円の中に縞模様が見えるかどうか，もし見えれば上・下どちらの円に見えるか，またはどちらの円にも見えないか（三択）を1番から8番まで順に答えてもらう

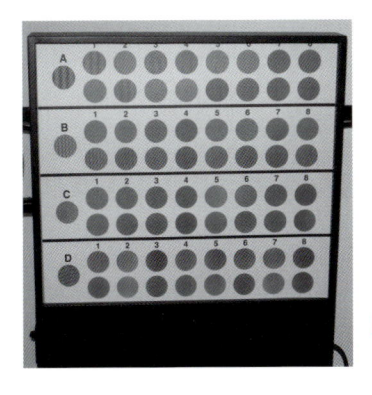

図103　低周波数閾のAから高周波数閾のDまで順に縞の有無と位置について聞く

チェックポイント

☑ 統計学的検討の際は，logコントラスト感度値として換算したものを使う。

☑ 測定時の矯正視力と加入度数，瞳孔径を記載しておく。

☑ サンプル視標の縞が判別できなかった場合は，サンプル視標のlogコントラスト感度の値から0.3引いたものを使う方法もある。

測定方法

1) テストは片眼ずつ，他眼を遮閉して行う（必要に応じて両眼で測定する場合もある）。
2) 縞視標が見えた最もコントラスト感度の高い番号が，被検者のコントラストとなる。
3) 記録用紙の A～D までの視標番号の脇に記載されている「T」は縞が上段にあることを示し，「b」は縞が下段にあることを示している。

③記録用紙

- 用紙は年齢層によって区別されている。20～59 歳，60～69 歳，70～80 歳の 3 パターンがあり，正常範囲がそれぞれグレーゾーン（60～69 歳は縞ゾーン）で示されている（図 104）。

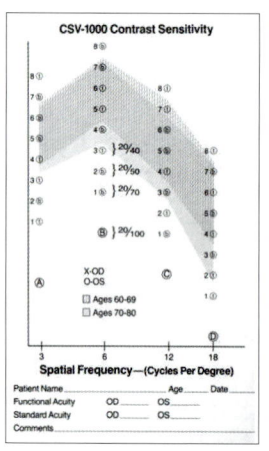

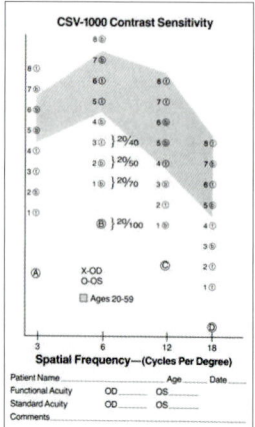

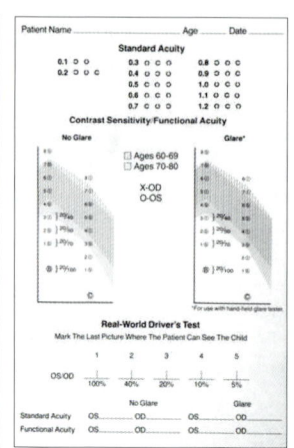

図 104　CSV-1000 の記録用紙

年齢やグレア負荷の有無によって記録用紙が区別されている。縦軸にコントラスト感度，横軸に空間周波数が示されている。

④記載方法（図 105）

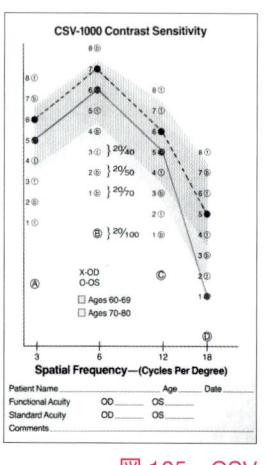

・縞視標が見えた最もコントラスト感度の高い番号をプロットしてつなぐ

・左側のサンプルのみが見えた場合はアルファベット上をプロットする

・サンプルも見えない場合は横軸の空間周波数の部分をプロットする

図 105　CSV-1000 の記載方法

> **ポイント！　〜多焦点眼内レンズの場合〜**
> 回折型眼内レンズでは，高周波数領域でのコントラスト感度が低下する傾向があるが，両眼ではその加算効果によってコントラスト感度が上昇し，正常範囲に入るとされている。

5 オプティックビジョンテスター6500（ジャパンフォーカス・図106）

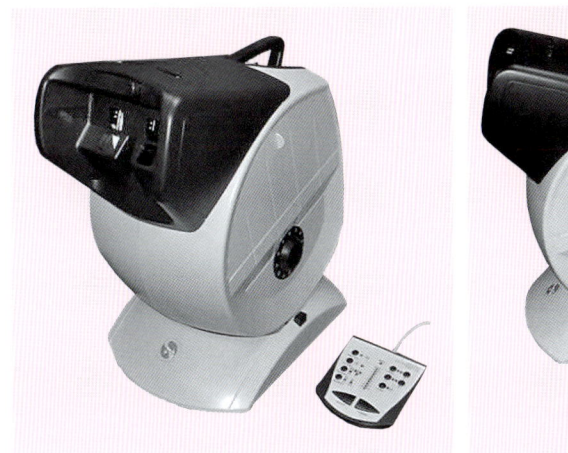

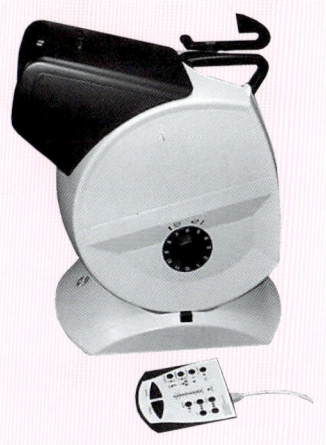

図106　オプティックビジョンテスター6500
大きさ410(L)×285(W)×533(H)mm，重量約6.8kg

①視標とその特徴（図107）

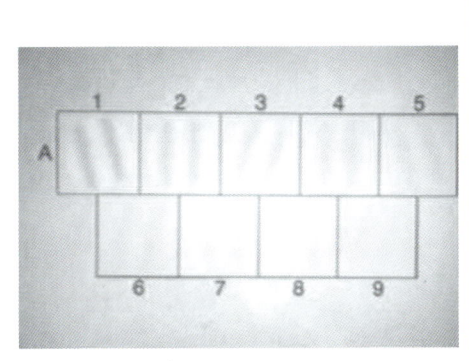

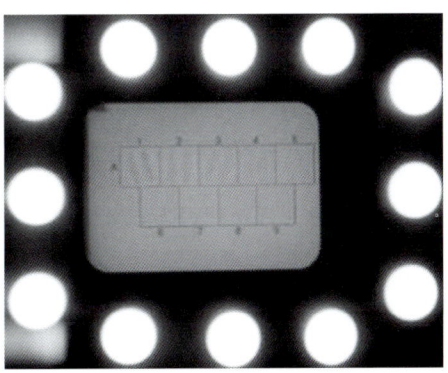

昼間視 1.5 cycle/degree　　　　　グレア負荷時
図107　オプティックビジョンテスター6500の視標とその特徴
縞視標の視標サイズ，コントラスト感度ともに変化する。
視標は縞視標（右，左，上の3パターン）を用いている。

- 空間周波数は 1.5 cycle/degree, 3 cycle/degree, 6 cycle/degree, 12 cycle/degree, 18 cycle/degree の 5 種類である。
- デイテスト ($85\,cd/m^2$), ナイトテスト ($3\,cd/m^2$), グレア負荷検査が可能。
- 遠見視力・近見視力検査 (20/160〜12/12.5), 遠見立体視検査 (400 sec〜20 sec), 遠見色覚検査 (石原式) を搭載している。

②検査条件・設定（図108）

左右眼を選択しないと照明が点灯されない

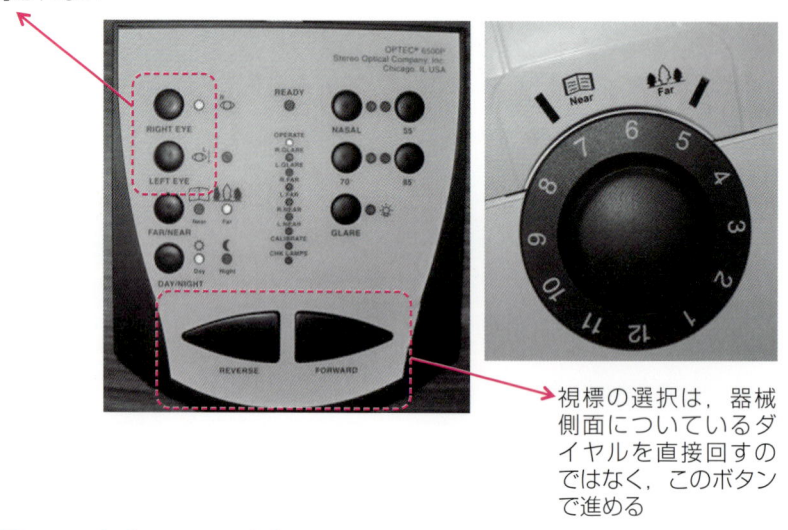

視標の選択は，器械側面についているダイヤルを直接回すのではなく，このボタンで進める

図108　オプティックビジョンテスター 6500 の検査条件・設定

検査前に以下の設定を行う。
- 右眼，左眼の選択。
- 遠見での測定。
- デイテスト，ナイトテスト，グレアあり，グレアなしの選択。
- 測定距離に合わせた屈折異常を矯正する。

検査の説明のポイント（図109）

・被検者にサンプル視標を見せ，各円に縞視標があること，縞の先端がどちらに傾いているか（左，右，上のいずれか）を答えるように説明する。

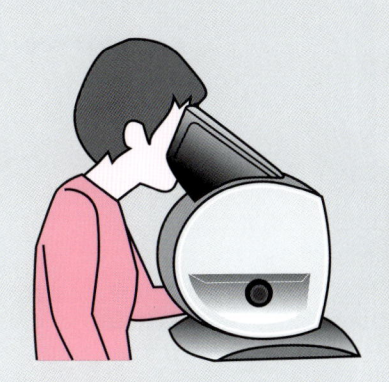

検査時，器械正面についている額当てスイッチから額が離れると照明が消灯してしまうので注意しよう！

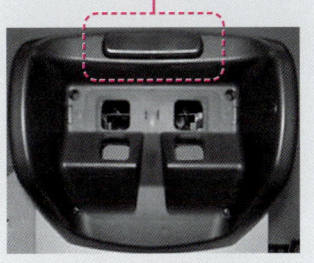

図109　オプティックビジョンテスター6500の説明のポイント

チェックポイント

☑ 測定範囲は20/200から20/15であり，18 cycle/degreeで20/30以下では評価できない。

☑ 遠見検査用スライドを近見モードで見ると，視標が逆さまになってしまい混乱するので注意しよう。

☑ 覗き込み型のため，器械近視の影響が出やすいことに注意しよう。

測定方法

1) 高さ調節ボタンを押しながら，
2) 手提ハンドルを右上方に持ち上げて，被検者の姿勢に合うように遠見検査用レンズの位置を合わせる（図110）。
3) 被検者にA列を見るようポインターで指示し，左から右に番号と縞の先端の向きを答えてもらう（図111）。

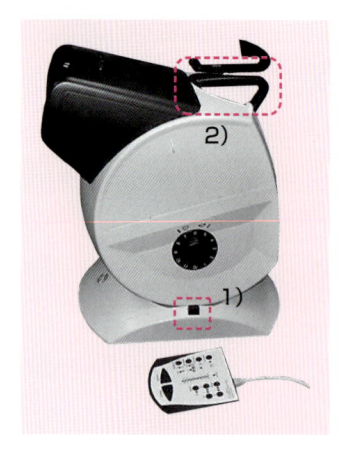

図110 オプティックビジョンテスター6500の測定方法（1）

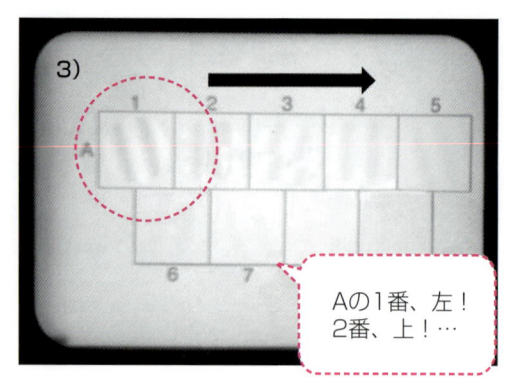

図111 オプティックビジョンテスター6500の測定方法（2）

Aの1番、左！
2番、上！…

③記録用紙とその解釈（図112）

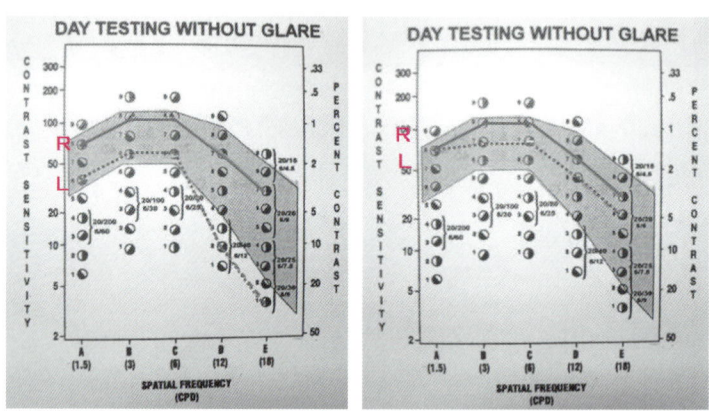

左眼白内障術前　　　　　　左眼白内障術後

図112 オプティックビジョンテスター6500の結果

左図は左眼白内障術前を示したもの。高周波数閾の感度が低下していることがわかる。
右図は白内障術後。コントラスト感度が向上している。

6 コントラストグレアテスター CGT-2000（タカギセイコー・図113）

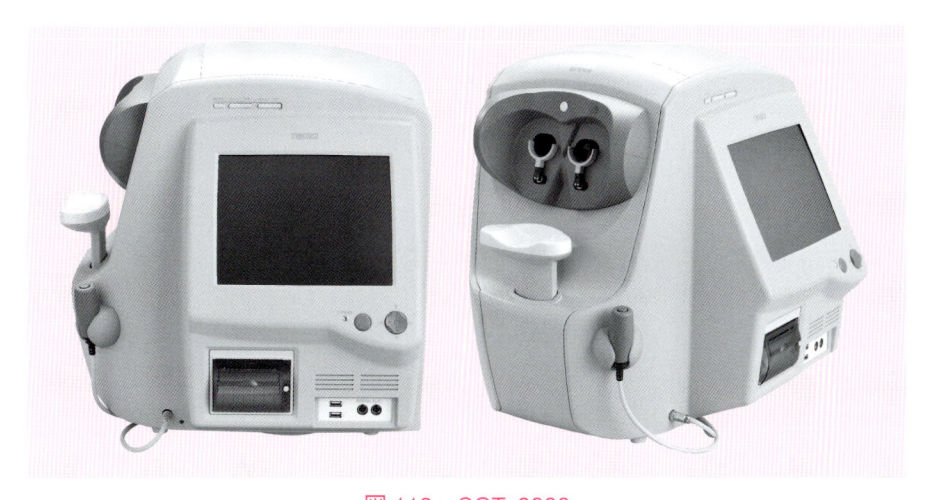

図113　CGT-2000
49.8(H)×44.2(W)×47(D) cm

①視標とその特徴（図114）

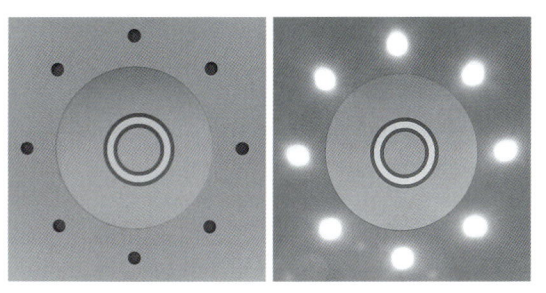

| コントラスト感度測定時の視標の見え方 | グレア感度測定時の視標の見え方 |

図114　CGT-2000の測定画面

- 片眼および両眼開放検査が可能である。
- 30 cm, 60 cm, 1 m, 5 m の検査が可能。
- 瞳孔を監視しながらの検査が可能である。
- 視標サイズ, コントラスト感度ともに変化する。
- 視標の視角は6.3～0.64（deg）。
- 視標は多重構造の同心円を使用。
- コントラスト値は0.0071～0.64まで14段階ある。
- 明所視, 薄暮視, 暗所視および各明るさでのグレア負荷検査が可能である。

②検査条件・設定（図115）

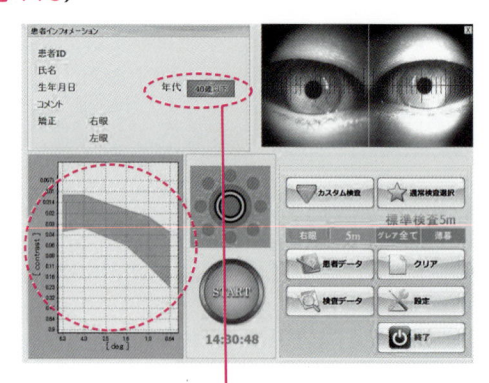

ボタンを押して被検者の年齢を設定すると，＜40，40-60，＞60のいずれかの年齢層の正常域が示される。

図115　CGT-2000の検査条件・設定

> **検査の説明のポイント**
> ・視力検査と同じような検査であるが，視標は二重輪であること。
> ・視力検査と同じように，徐々に二重輪の視標が小さくなっていくほかに，視標の濃淡がはっきりしない視標も用いて検査すること。
> ・グレア測定時には眩しい光源が急に点灯するので，驚かないように説明しておく。

チェックポイント

☑屈折矯正レンズは，補正レンズホルダーを用いて検査距離に応じた矯正レンズを装用する。

測定方法　二重輪が認識できたら，ブザーを押してもらう。

③記録用紙とその解釈（図116）

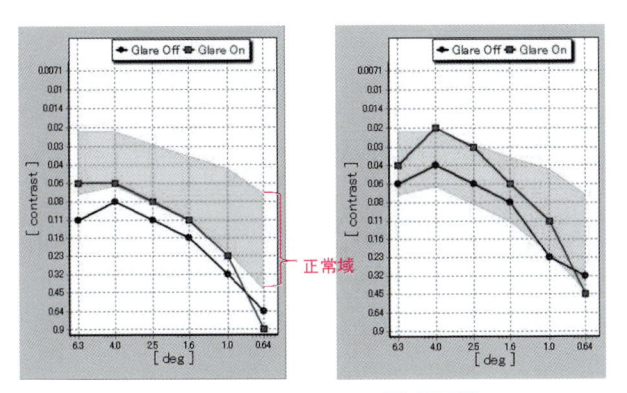

図116　CGT-2000の測定結果

縦軸にコントラスト閾値（上方に行くに従いコントラスト感度は高くなる），横軸に視標の視角（視標の大きさ）を示す。左に行くに従って視標は大きく，右に行くに従って小さくなる。グレー部分は正常域を示す。
術前は高周波数閾でのコントラスト感度が低下していたが，術後改善していることを示している。

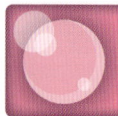

8 角膜内皮検査

> ▶▶▶ アクセスポイント
> - 角膜内皮は角膜の最も深層に位置している。
> - 角膜の透明性を保つためのバリアー機能とポンプ作用をもつ。
> - 増殖能はほとんどない。
> - 角膜内皮検査では，角膜内皮細胞の異常の検出や手術前後の変化を評価する。

A 角膜内皮細胞とは

- 角膜は5層（上皮，ボーマン膜，実質，デスメ膜，内皮細胞）からなり，最も深層に位置するのが角膜内皮である。
- 前房水側からの水と高分子物質の角膜実質内への侵入に対するバリアー機能と，実質内水分の前房水側への汲み出しを行うポンプ作用をもつ。
- 六角形で，モザイク状に一面に配列している。
- 厚さ約 5 μm であり，形は均一で直径約 20 μ。加齢とともに形は不揃いとなり，直径約 30 μ と大きくなる（図 117）。

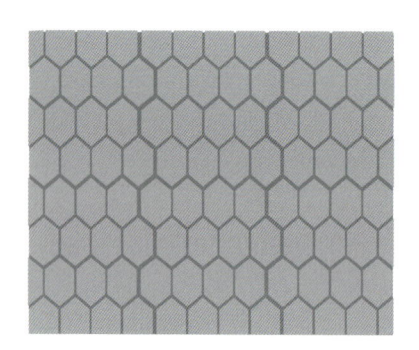

| 青年では細胞の形が均一で小さい | 加齢に伴い不揃いで大きくなる |

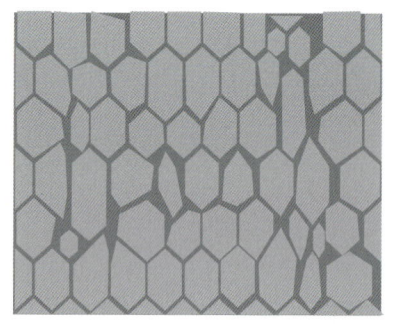

図 117 角膜内皮と年齢

- 欠損が生じると，残った細胞の拡大，移動により修復される。
- 細胞数は 3500/mm^2，損傷を受け 500/mm^2 以下になると水疱性角膜症になるといわれている。

B 角膜内皮細胞測定の目的

- 角膜内皮異常を有する患者を検出する。
- 白内障術後の水疱性角膜症を避けるため,術前に評価する。

検査の説明のポイント
・角膜（黒目）の内側にある細胞の写真をとる。
・大きく目を開けて,固視灯をしっかりと見る。
・少しの間まばたきをがまんする。

C 測定の実際

1 FA3809Ⅱ（コーナンメディカル,図118）

特徴
- 非接触型で麻酔の必要がなく,容易に測定が可能である。
- 角膜厚が測定できる。
- 術前後での経過表示が可能である。

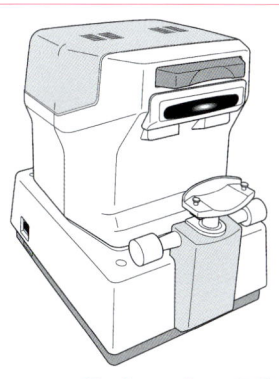

図118　FA3809Ⅱ（コーナンメディカル）

LET'S TRY! やってみよう!

①患者データを入力する（カードリーダー・バーコードリーダー接続可能）（図119）。
②測定部位を選択する（図120）。

中央-中央
12時方向-下
2時方向-右下
10時方向-左下
6時方向-上

患者データを入力する

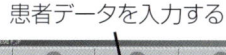

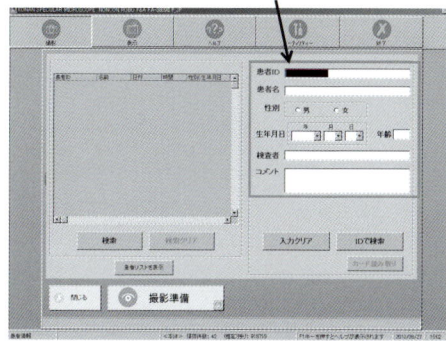

図119　患者データの入力　　図120　測定部位の選択

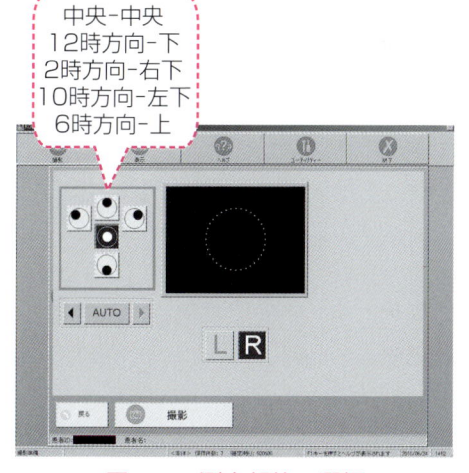

③顎をのせ，台の高さを調節する。
④角膜頂点または撮影ボタンをクリックし，測定する（図121）。

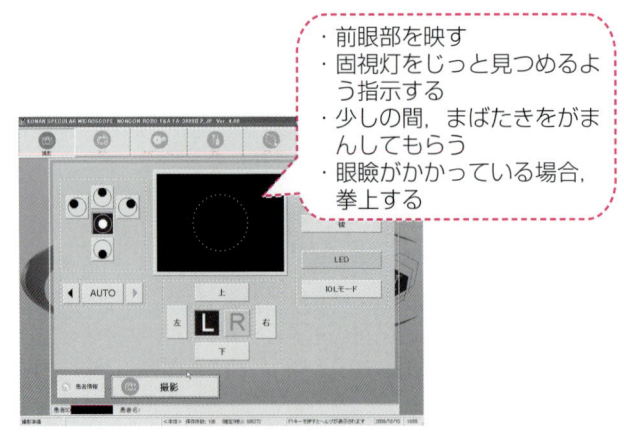

・前眼部を映す
・固視灯をじっと見つめるよう指示する
・少しの間，まばたきをがまんしてもらう
・眼瞼がかかっている場合，拳上する

図121　測定

⑤結果を確認し，解析ボタンをクリックするだけで解析結果が得られる（図122）。

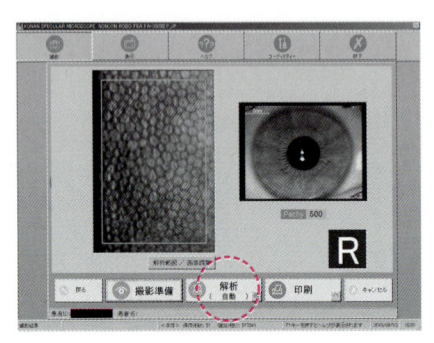

図122　結果確認

⑥解析する。4つの方法がある。

- **自動解析**（図123）

  手動入力による検者間のばらつきがなく，検者が複数いる施設では他覚的な評価ができる。

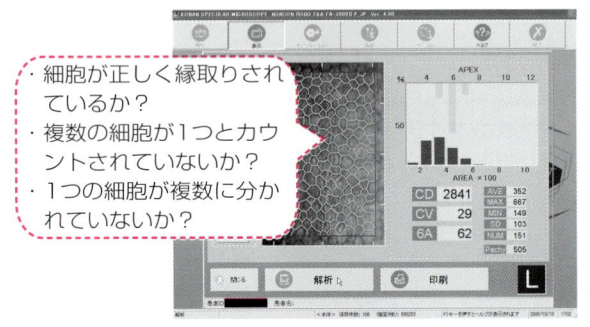

・細胞が正しく縁取りされているか？
・複数の細胞が1つとカウントされていないか？
・1つの細胞が複数に分かれていないか？

図123　自動解析

- マニュアル解析（図124）

  解析範囲内の細胞境界線を手動入力，自動解析結果を手動修正する場合に行う。

- センター法（図125）

  細胞の中心をクリックで入力していく。500個までカウント可能。

- Fセンター法（図126）

  解析エリアを入力し，エリア内の全細胞の中心をカウントする。

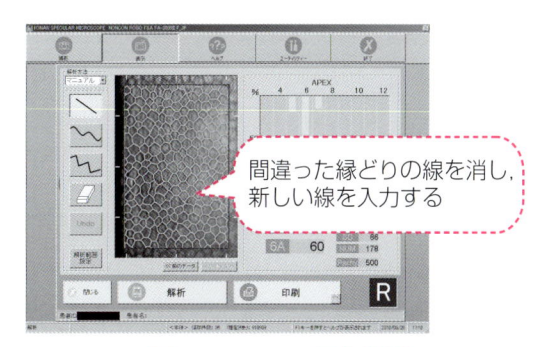

図124　マニュアル解析

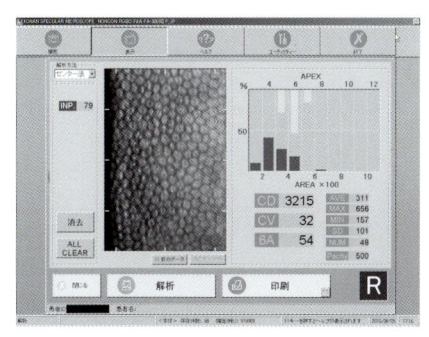

図125　センター法

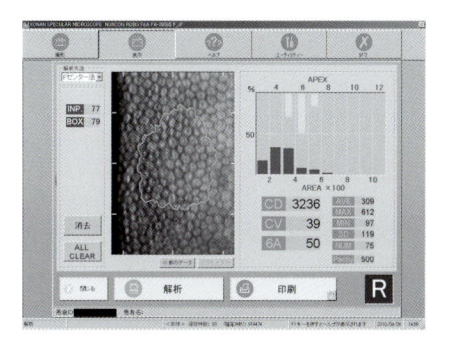

図126　Fセンター法

⑦検査結果を印刷する（図127）。印刷パターンはフルサイズ～1/2サイズの8種類から選択できる（図128）。

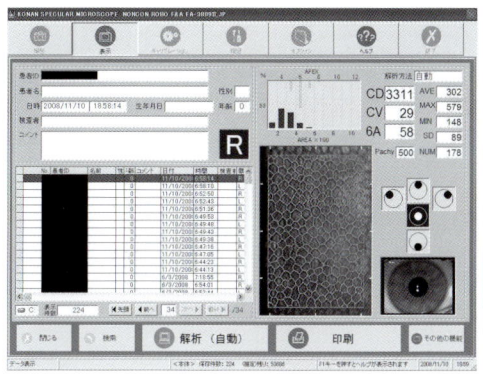

図127　検査結果

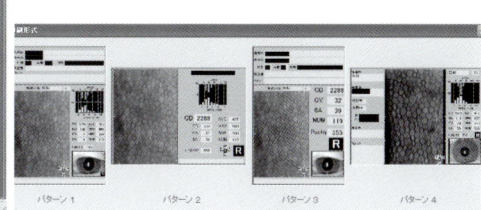

図128　印刷パターン

2 スペキュラーマイクロスコープ EM-3000 (トーメーコーポレーション, 図129)

特徴

- 素早い自動解析。
- 1度の撮影で自動的に15枚。
- 連続撮影が可能。
- 測定時, 被検者が顎受け台を変える必要がない。
- 角膜厚の測定が可能。

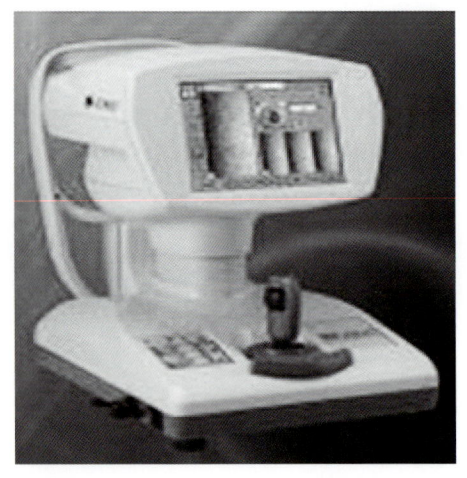

図129　スペキュラーマイクロスコープ EM-3000

LET'S TRY! やってみよう!

①測定眼を選択する。画面上のR, Lを選択する（図130）。

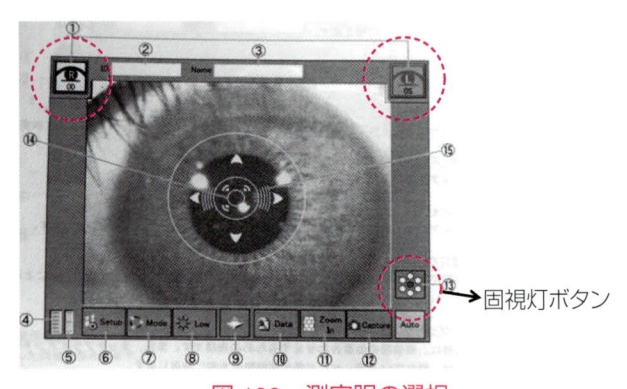

→固視灯ボタン

図130　測定眼の選択

（以下図138までトーメーコーポレーションより提供）

②測定部位を選択する（図131）。

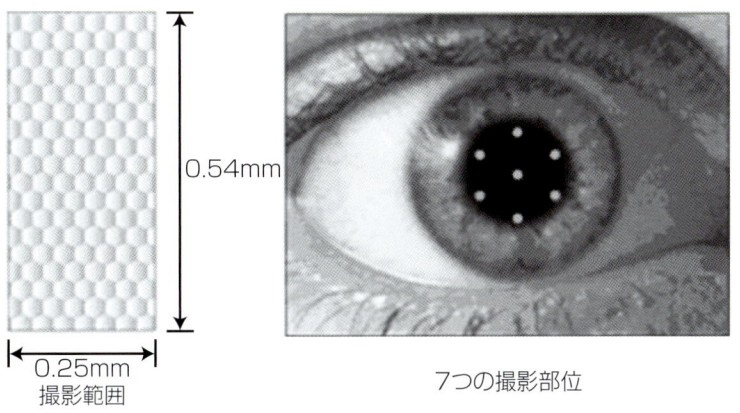

0.54mm
0.25mm
撮影範囲

7つの撮影部位

図131　測定部位の選択

③画面上に被検眼を映す（図132）。

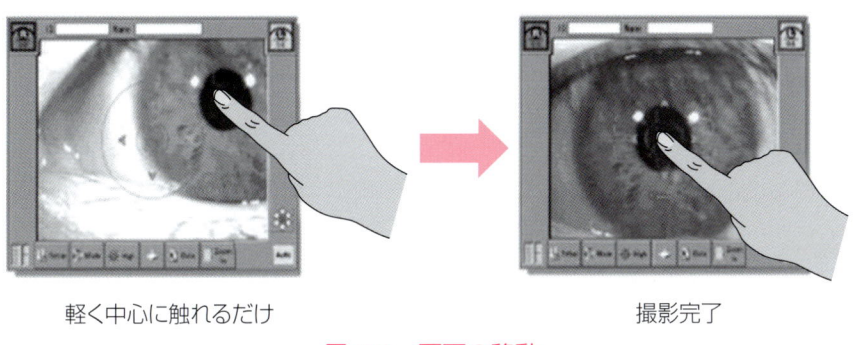

軽く中心に触れるだけ　　　　　　　　撮影完了

図132　画面の移動

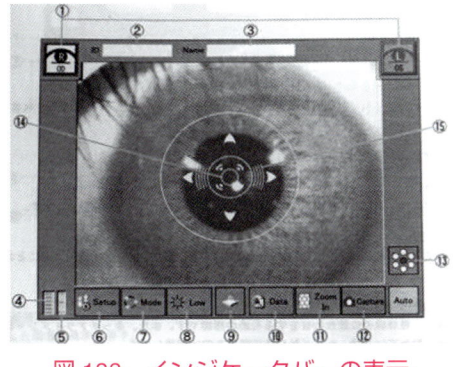

④インジケータバーが画面上に出るまでジョイスティックまたは画面中央部を押す（図133）。

図133　インジケータバーの表示

⑤オートモードであればオートフォーカス機能により自動撮影される（図134）。

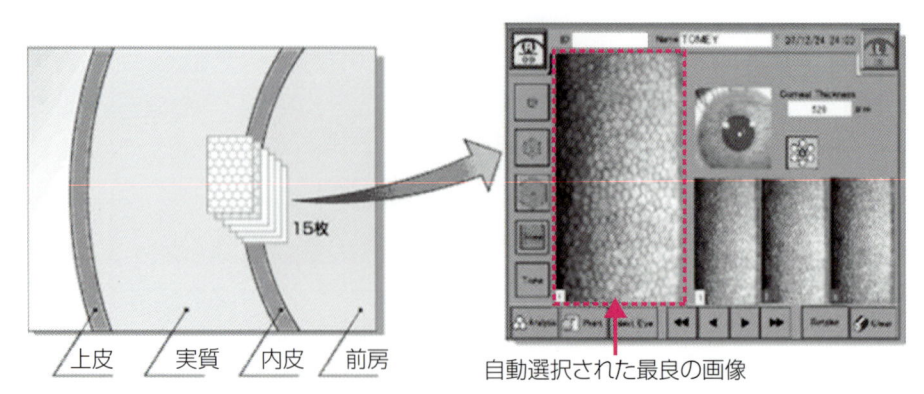

図134　自動撮影

⑥解析する（図135）。

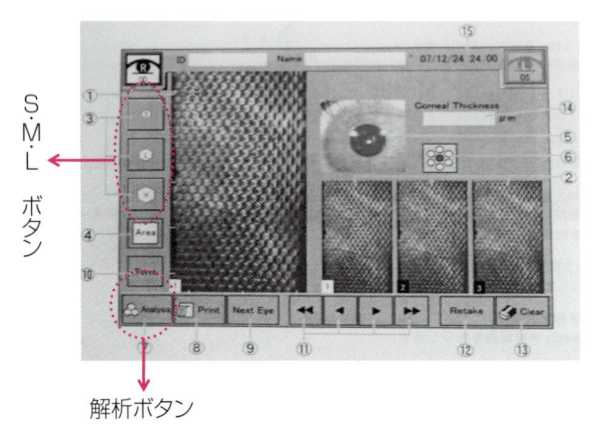

図135　解析

適切な細胞サイズを選択する。
Sサイズ：細胞密度CD値が2200以上
Mサイズ：細胞密度CD値が1000〜2000
Lサイズ：細胞密度CD値が1000以下

⑦自動解析，解析結果を確認する（図136，137）。
⑧プリントする。

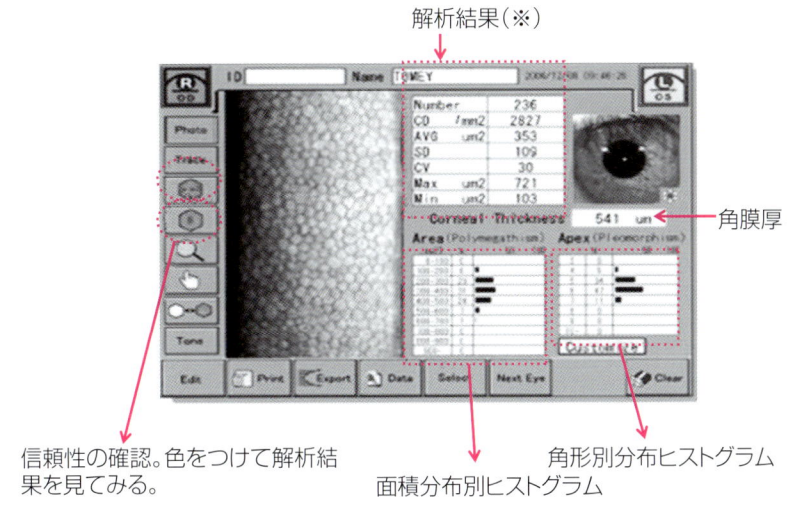

解析結果（※）
角膜厚
信頼性の確認。色をつけて解析結果を見てみる。
面積分布別ヒストグラム
角形別分布ヒストグラム

図136　解析結果

※**解析結果**

項目	意味
Number	解析した細胞数
CD/mm^2	1 mm^{2}あたりの細胞個数
AVG/μm^2	平均面積
SD	標準偏差
CV	標準偏差を平均面積で除した値
Max μm^2	最も大きな細胞面積
Min μm^2	最も小さな細胞面積

内皮画像　　トレース表示　　面積別表示　　角形別表示

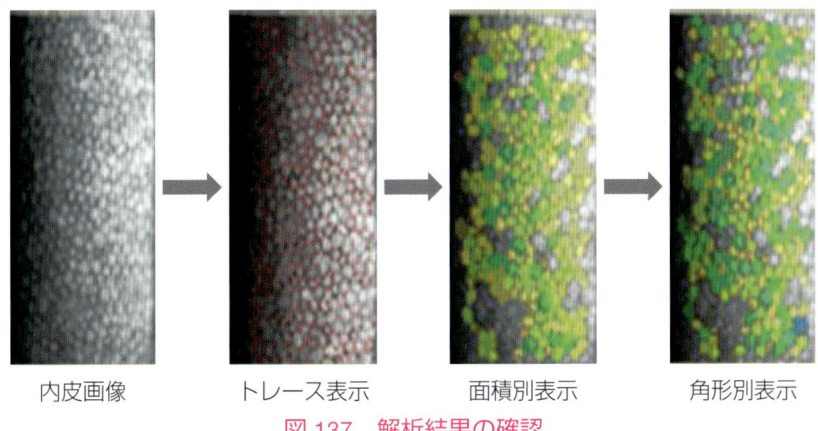

図137　解析結果の確認

解析結果は面積別表示または角形別表示にし，カラーで確認すると分かりやすい。着色している部分が解析されている。明らかな誤認識部分は手動で修正すると結果の信頼性が高くなる。

3 スペキュラーマイクロスコープ SP-3000P（トプコン，図138）

特徴
- オートモード，マニュアルモード，セミオートモードがある。
- 顎受け台を被検者が変える必要がない。
- 解析結果がカラー表示される。

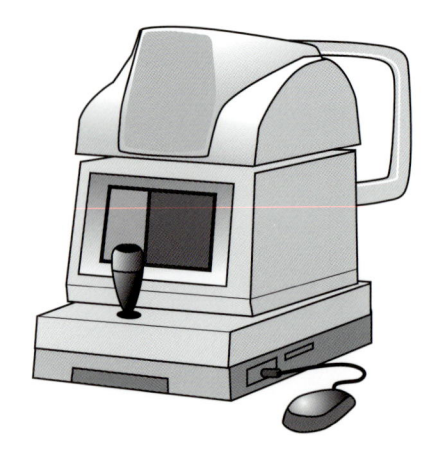

図 138　スペキュラーマイクロスコープ SP-3000P

やってみよう！

①前眼部を映し，測定部位を選択する（図139）。

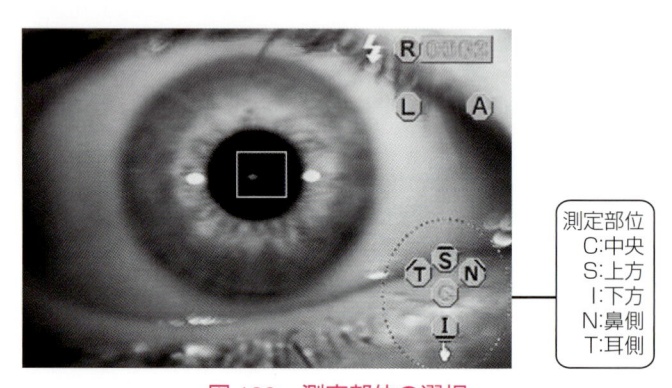

測定部位
C:中央
S:上方
I:下方
N:鼻側
T:耳側

図 139　測定部位の選択

②測定する（図140）。

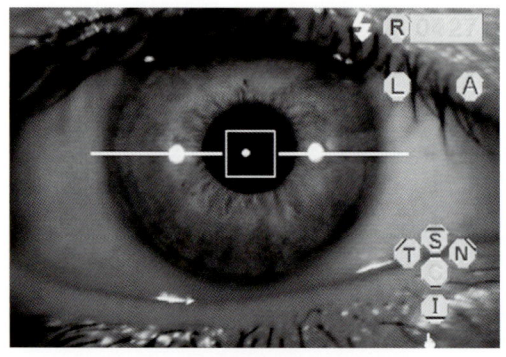

図 140　被検眼を映し測定する
（以下図142までトプコンより提供）

本体を検者側から被検者側へ近づける。スポット輝点をオートアライメント内に合わせ、FORWARD が表示された後、アライメントバーを動かし本体をわずかに被検者側へ近づける。

③解析する（図141）。

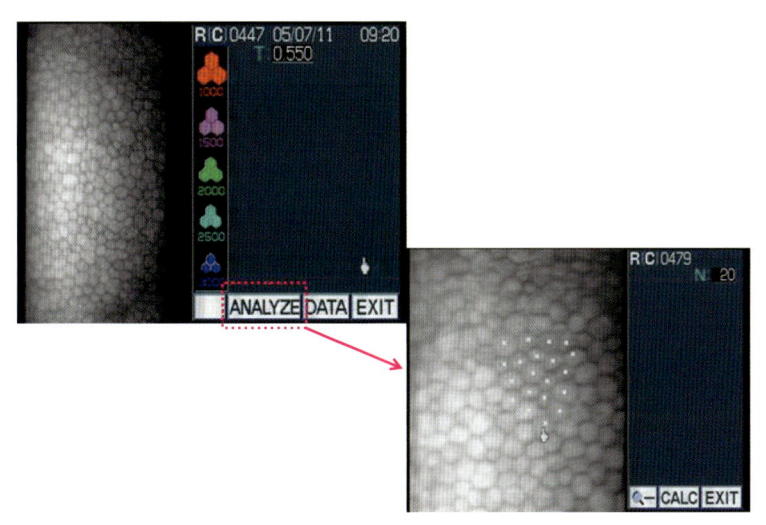

図141　解析

細胞の中心をカウントする。

④解析結果（図142）。

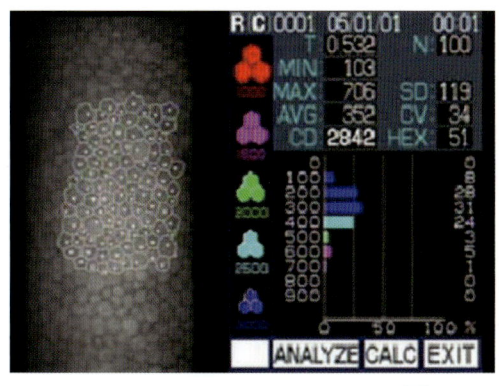

T	角膜厚	N	解析細胞数
MIN	最小細胞面積		
MAX	最大細胞面積	SD	標準偏差
AVG	平均細胞面積	CV	変動係数
CD	細胞密度	HEX	六角形細胞出現率

図142　解析結果

細胞面積の大きさにより色分けされる。

チェックポイント

測定困難な場合
- ☑ 顔の位置を調整する。眼球突出，奥眼などオートアライメントの範囲をこえ測定困難な場合がある。
- ☑ 上皮や実質に混濁がある場合，測定が難しいことがある。
- ☑ 眼内レンズ挿入眼では，レンズの反射により測定しにくい場合がある。固視の位置をやや下方にしてみる。
- ☑ 角膜表面の上皮障害により測定が難しい場合がある。角膜保護薬を点眼し再検査してみる。

結果の見方
- ☑ 細胞の大きさがどの程度か，ばらつきはないか。
- ☑ 個々の細胞形態や配列に不整はないか。
- ☑ 密度のばらつきはどうか。
- ☑ 術前後で結果が大きく違うときは，測定部位が同じ場所であるか確認しよう。

ものの知りコラム

・角膜内皮検査自体の誤差が約5％ある。
・解析方法の違いや撮影部位の違いで内皮細胞密度は変化する。
・ところどころ黒く抜けた像が撮影されることがあるが，これはデスメ膜が後方に突出したくぼみであり，滴状角膜という（図143）。

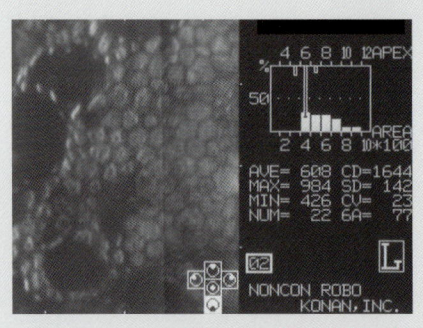

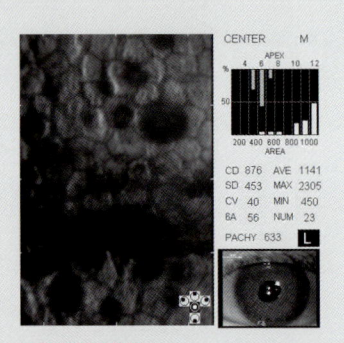

図143　滴状角膜（右は自動解析例）

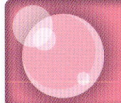

9 眼軸長検査

> ▶▶▶**アクセスポイント**
> - 眼軸長測定の目的は，眼内レンズ挿入術における眼内レンズ度数の決定である。
> - 眼軸長の測定方法には，超音波Aモードによる方法と光干渉法による方法がある。それぞれに特徴があるので，検者がその特徴を十分に理解したうえで適宜選択するのが望ましい。
> - 現在最もよく用いられているのは，超音波Aモードによるアプラネーションを用いた接触法であるが，今後は光干渉法による方法が主流になってくると思われる。

1 眼軸長測定の目的

- 眼軸長測定の主な目的は，眼内レンズ挿入術における眼内レンズ度数の決定である。
- 眼内レンズの度数決定には，①角膜前(後)面の曲率半径，②前房深度（予測値），③眼軸長を用いて計算する（図144）。その中でも，術後屈折予測値と実際の屈折値との間に生じる誤差の多くは眼軸長計測によるものであるので，誤差を少なくするために細やかな配慮が求められる検査である。

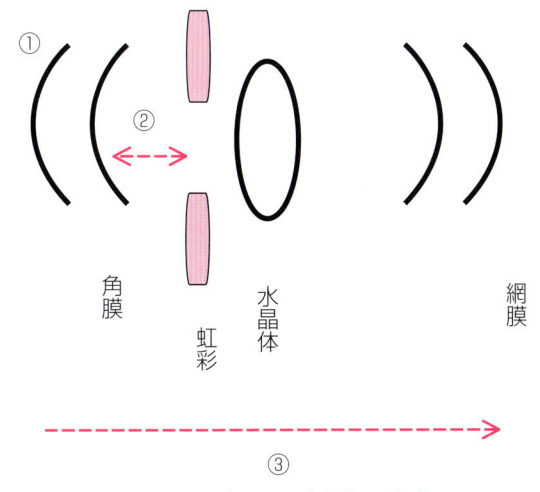

図144 眼内レンズ度数の決定
①角膜前(後)面の曲率半径
②前房深度（予測値）
③眼軸長

2 眼軸長測定法の種類とその特徴

- 眼軸長の測定方法は，①**超音波Aモードによる方法**と，②**光干渉法による方法**に分けられる。さらに超音波Aモードによる方法は，直接眼球にプローブを接触させて行う**接触法**と，水などの媒体を用いて行う**水浸法**（p.86 もの知りコラム）がある。接触法には手持ち法とアプラネーション法の二つがある。

- **超音波Aモードによる方法**は，眼球の各組織の音速（実際には等価音速値）と，超音波がプローブから発信されて反射波が再度プローブに到達するまでの経過時間を掛け合わせることで距離を算出する（図145，表7）。測定部位は，角膜表面から内境界膜までの長さとしている。無水晶体眼，眼内レンズ挿入眼，硝子体置換眼などでは，有水晶体眼と平均音速値が異なるため，測定するモードが不適切であれば得られる結果も異なってしまう。

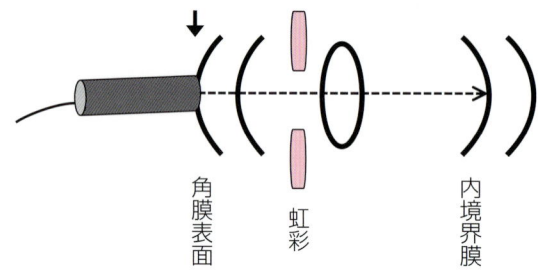

図145 超音波Aモードによる方法

表7 音速値の違い

モード	音速値
NORMAL	1550 m/s
DENSE	1548 m/s
APHAKIA	1532 m/s
IOL 1（PMMA）	2718 m/s
IOL 2（シリコン）	1049 m/s
IOL 3（アクリル）	2200 m/s

- **光干渉法による方法**は，波長780 nmの半導体ダイオードレーザーを用いている。このレーザー光を視軸に沿って送信し，網膜からの反射光を解析し，到達時間と光速とを掛けて眼軸長を算出している。測定部位は涙液表面から網膜色素上皮層までの長さを測定している。Aモードと同様に平均光速を用いるので，無水晶体眼，眼内レンズ挿入眼，シリコンオイル注入眼では測定モードを換えて測定値を補正しなければならない（図146，表8）。今後は光干渉法による方法が主流になっていくであろう。

> **POINT ここがポイント！**
>
> **AモードとIOLマスターの違いについて**
>
> 　AモードとIOLマスターの測定値の違い，つまりIOLマスターのほうがAモードの測定値よりも約150〜300 μm長く計測される傾向があるのは，プローブによる角膜への圧迫がないためである。IOLマスターは，Aモードと異なり涙膜から網膜色素上皮層までを計測しているが，これは統計学的に求めた内境界膜までの距離の想定値に置

角膜に接触しない

表8　屈折率

モード	屈折率
PHAKIC	1.42
IOL（PMMA）	1.49
IOL（シリコン）	1.41
IOL（アクリル）	1.55

涙膜　虹彩　網膜色素上皮層

図146　光干渉法による方法
レーザーの反射光から眼球媒質の等価屈折率を用いて距離を算出する。

き換えられて表示されている。IOLマスターのほうが長く計測される主因は，測定している部位が違うからではないことを覚えておこう。

ものの知りコラム

・屈折異常の原因には，屈折に起因するものと眼軸の長さによるものがある。特に不同視などの場合では，その原因によっては屈折異常の矯正方法を変えたほうが不等像視による違和感を軽減できる場合があるので，Aniseikonia Testなどとともに眼軸長の計測が有用となる（図147）。

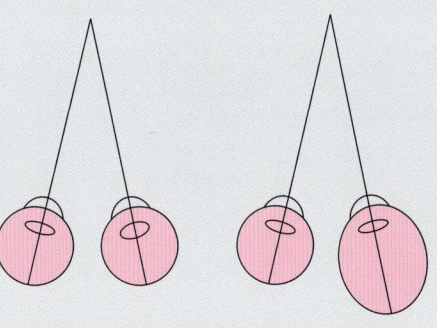

屈折性不同視　　軸性不同視

図147　屈折異常の原因の解明

9　眼軸長検査

A 眼軸長検査(1)―超音波Aモードの特徴と測定法

> ▶▶▶ **アクセスポイント**
> - 超音波Aモードは，視軸上に混濁があっても測定ができるのが最大の特徴である。
> - 注意点として，瞳孔径の影響を受けやすく検者に熟練を要すること，プローブを介した感染症の伝播の危険があることなどが挙げられる。
> - 接触法に用いるプローブは，ソリッドタイプのものと，ソリッドプローブにディスポーザブルのアタッチメントを装着するタイプとがある。後者は直接角膜に触れる部分が使い捨てなので感染を伝播する可能性は低く抑えられるが，媒体となる角膜保護剤とプローブの間に気泡が入ってしまうと正確に測定できない場合がある。

1 超音波Aモードの特徴

- 視軸上に混濁があっても測定できる（図148）。

視軸上に混濁があり，IOLマスターでは合成波形も得られない

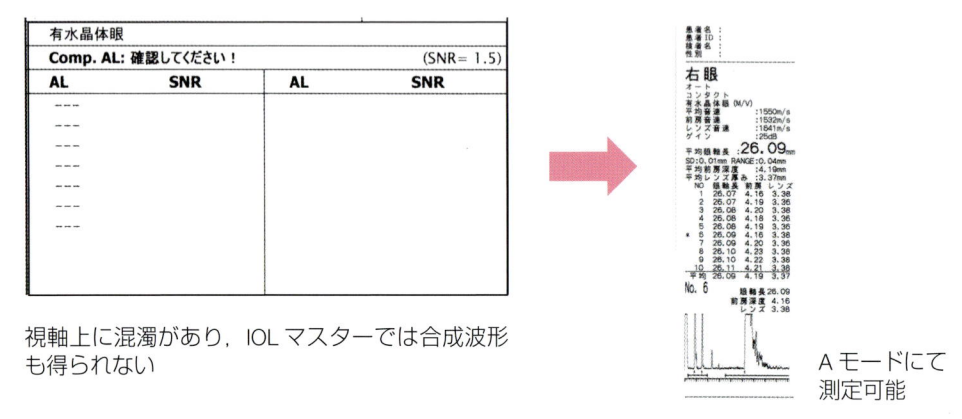

Aモードにて測定可能

図148　Aモードの特徴-1

- プローブが直接眼球に接触することによる感染の危険性がある（図149）。

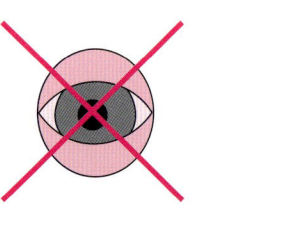

感染性疾患がある場合は計測しない

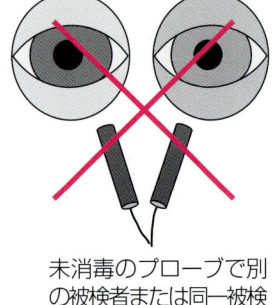

未消毒のプローブで別の被検者または同一被検者の他眼を計測しない

図149　Aモードの特徴-2

- プローブが眼に近づくので，被検者に恐怖感を与えてしまう（図150）。

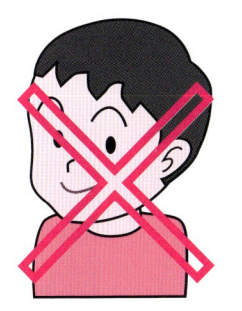

小学生未満の小児では，覚醒下での測定は難しい

睡眠導入剤の使用，IOLマスターでの計測が望ましい

図150　Aモードの特徴-3

- 瞳孔径の影響を受けやすい（図151）。
散瞳すると，視軸をとらえていなくても反射エコーが受信されてしまうことを意識して測定する必要がある。

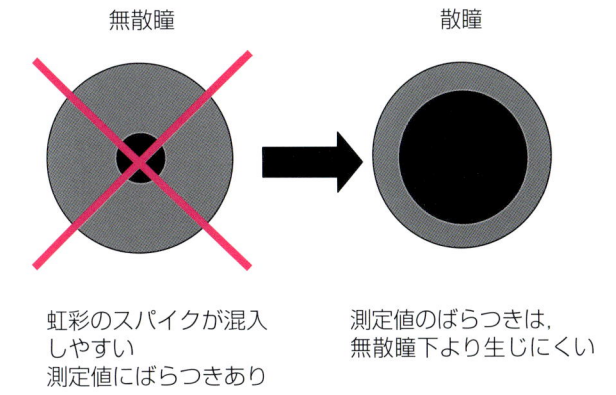

無散瞳　　　散瞳

虹彩のスパイクが混入しやすい
測定値にばらつきあり

測定値のばらつきは，無散瞳下より生じにくい

図151　Aモードの特徴-4

- 検査に熟練を要する。
　プローブの当て方，角膜への圧迫の程度，測定値の読み方，測定時間，セッティング，被検者への配慮などにおいて，経験に基づいた対応が要求される。

2 測定方法の選択（図152）

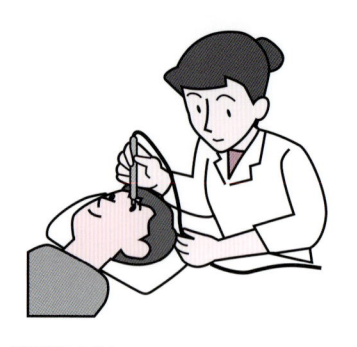

①手持ち法
・仰臥位もしくは座位で測定
・プローブの固定が難しい
・熟練が必要
・角膜の圧迫に注意

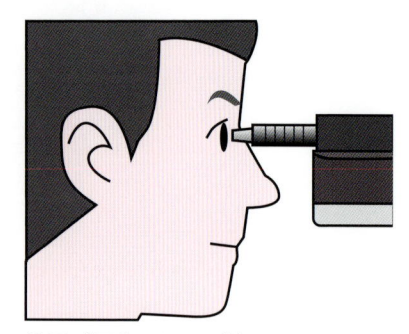

②アプラネーション法
・座位で測定
・角膜へ接触させる際の角度に十分な注意が必要

図152　接触法による測定方法

- 接触法には手持ち法とアプラネーション法がある。

　手持ち法は一般に仰臥位で行うが，座位でも測定が可能で，体勢を選ばないのが特徴である。ただし検者が持つプローブの固定が難しく，安定したデータが計測できるまでには熟練を要する。一方，**アプラネーション法**は座位で専用のスリット，もしくは細隙灯顕微鏡にプローブを固定して行うので検者が保持する必要はない。また，プローブを固定しているスライダーは，角膜に一定の力で接触するようにできている。したがって検者が光軸で計測できるように被検者の固視をうまく誘導できれば，特別な技術を要することなく，さらに検者間の誤差も少なく眼軸長の計測ができる。

ものの知りコラム

水浸法とは

　小さな専用のアイカップに水を満たし，プローブが直接角膜に触れないように水を介して測定するもの。角膜への圧迫による影響が少なく精度は高いが，用いられているのは主に海外であり，日本では接触法で計測するのが一般的となっている。

> **POINT ここがポイント！**
>
> **測定方法について**
>
> 　アプラネーション法では，被検者の固視が安定していれば，Aモードの波形を確認したり鏡を見てプローブの接触状態を確かめながら計測することが十分に可能である。しかし理想的な波形が出ているときの微妙な手ごたえを再現したり，接触角度を補正したりしやすいのは手持ち法である。日常臨床では，必ずしも座位をとれる被検者や固視の良好な被検者ばかりではないため，波形の出方と検者の手に伝わってくるわずかな感触の違い，固視の状態，微妙な角度などに注意を払いながら計測する手持ち法は，是非マスターしておくべきである。

3 測定モードの選択

　測定モードには，ソリッドタイプのプローブを直接角膜に当てて計測する**コンタクトモード**と，ソリッドプローブにディスポーザブルのアタッチメントを装着して計測する**イマージョンモード**の二種類がある（図153）。後者の最大のメリットは，直接角膜に触れる部分が使い捨てなので感染を伝播する可能性が低いことである。

①ソリッドプローブ
（コンタクトモードで計測）

②ソリッドプローブ
　＋アタッチメント
（イマージョンモードで計測）

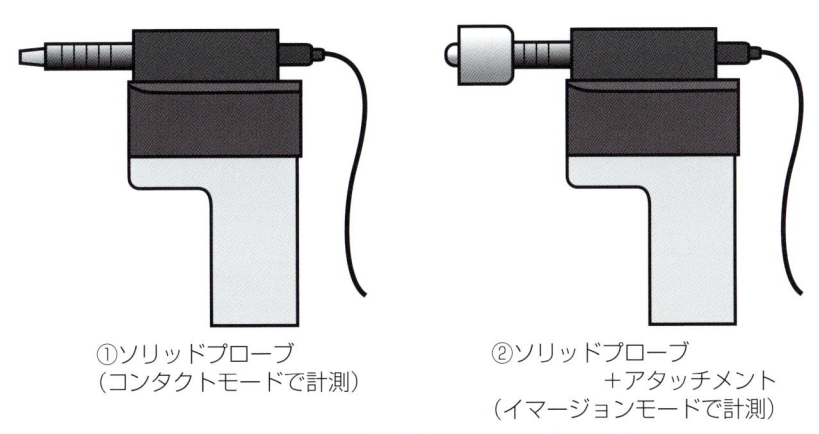

図153　接触法に用いるプローブ

①**コンタクトモードで行う場合**（図154）

　1）測定モードがコンタクトモードになっていることを確認する。
　2）ソリッドプローブを消毒し，直接眼球に触れさせる。

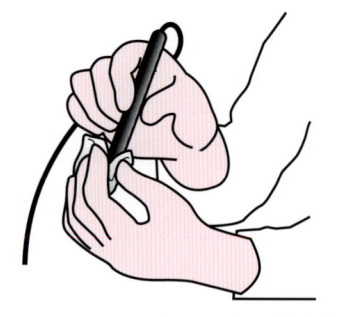

図154　コンタクトモードで行う場合

②イマージョンモードで行う場合（図155）

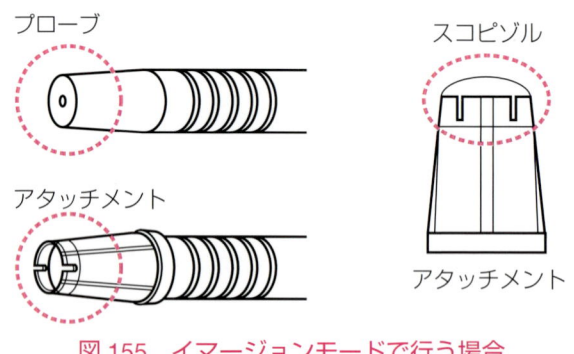

図155　イマージョンモードで行う場合

1）測定モードがイマージョンモードになっていることを確認する。
2）ソリッドプローブにスコピゾルを少量つけて，アタッチメントを装着する。
3）装着したアタッチメントにもスコピゾルをつける。

> **POINT ここがポイント！**
>
> **イマージョン法について**
> 　イマージョン法で測定する場合は，プローブ先端とイマージョンアタッチメントの間に気泡が入ると，測定不能となったり正しい測定値が得られない。また，コンタクトモードからイマージョンモードに切り替えないまま計測すると正確な結果が得られないので，切り替えには十分に注意する。

4 測定前に必要な確認事項

①屈折
　強度の屈折異常がある場合は長・短眼軸長である可能性が高く，測定誤差を生じやすいので，測定値にばらつきがないかどうかを吟味する必要がある。

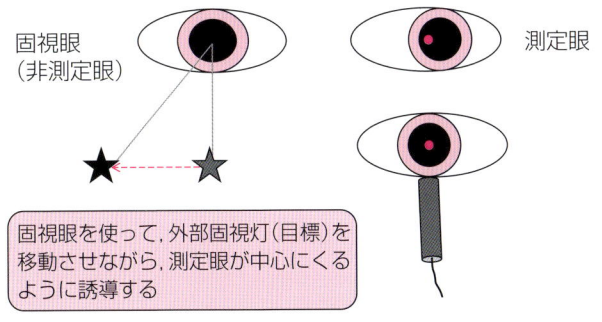

図156　測定眼が固視不良な場合

固視眼（非測定眼）　測定眼

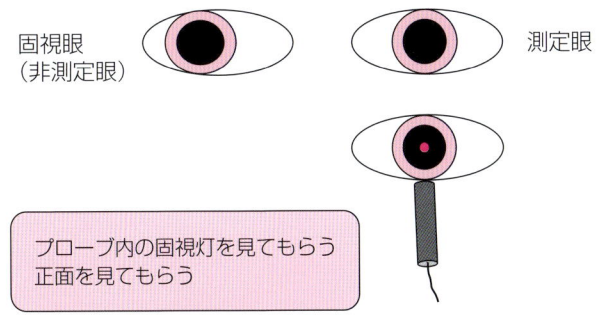

固視眼を使って，外部固視灯（目標）を移動させながら，測定眼が中心にくるように誘導する

図157　固視眼（非測定眼）が固視不良な場合

固視眼（非測定眼）　測定眼

プローブ内の固視灯を見てもらう
正面を見てもらう

測定眼でプローブ内の固視灯を見てもらうと，光軸ではなく視軸での計測になるため測定値に誤差が生じてしまう可能性がある。

②**視力**

　測定眼または非測定眼で固視の誘導ができるかどうかは重要な情報となる（図156, 157）。

③**手術歴**

　受けた手術内容（および術眼）によって，音速値の設定を変えないといけない場合がある（図158, 159, 160）。

　1）偽水晶体眼の場合（図158）

　　まず，挿入されているレンズの材質を調べる。挿入されたレンズの材質と異なるモードで計測すると，音速値が異なるため正確な値が得られなくなる。

　2）シリコンオイル注入眼の場合（図159）

　3）無水晶体眼の場合（図160）

偽水晶体眼の場合	シリコンオイル注入眼の場合	無水晶体眼の場合
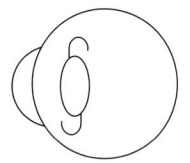 図158	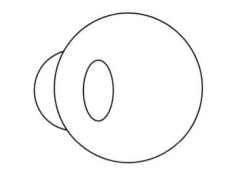 図159	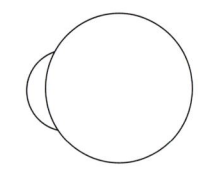 図160
・レンズの材質を調べる ・材質に合ったモードを選択する ・材質を間違えて計測すると，正確な値が得られないので注意！	・シリコンオイルの音速値が不確定であり，実際よりも長く計測されてしまう ・IOLマスターのシリコンオイル注入眼モードを使用して測定したほうがよい ・他眼を計測して参考にする	・無水晶体眼モードに切り替える ・初発スパイクの後は，網膜面まで見られないことを確認！ ・ただし，後囊が残っている場合は一本スパイクが入る場合がある

④眼合併症

　黄斑変性や斜視，網膜剥離，後部ぶどう腫などの合併症がないかどうかを確認する必要がある。黄斑変性や斜視などがあるときは視軸をとらえるのが難しくなるので，他眼で固視の誘導をしなければいけない場合が多い。網膜剥離がある場合は測定値が得られにくく，またばらつきやすくなるので，他眼を計測して参考にする。硝子体中に異物がある場合は，網膜面の前に通常は見られないスパイクが入る。また後部ぶどう腫では測定値が長くなったり短くなったりとばらつきを生じやすい。

⑤水晶体

　水晶体の混濁が強いと測定値が得られにくくなるので，測定モードをNormalモードからDenseモードに切り替えるか，ゲインを上げる必要が出てくる。また水晶体が亜脱臼していると，その程度によってはNormalモードからAphakicモードにしなければ測定できない場合がある。

測定方法

1）被検者に検査の目的と流れを説明する。
2）手持ち法では被検者に仰臥位を，アプラネーション法では座位の姿勢をとってもらう。
3）プローブをアルコール綿で消毒し，先端についたアルコールが完全に揮発していることを確認する。
4）イマージョン法で行う場合は，アタッチメントを装着する前に，角膜保護剤を先端と装着したアタッチメントの先端カップにつける。
5）プローブの接眼部分を被検者の角膜中央に接触させる。

検査の説明のポイント
・眼内レンズの度数を計算するために，眼球の長さ・大きさを測定すること。
・検査中はプローブが眼に触れているので，眼や体をなるべく動かさないようにしてもらう必要があること。
・必要に応じて何度か計測を繰り返したり，検者を替えて測定したりする場合があること。
・プローブを直接眼球に当てて測定するため，角膜に表面麻酔点眼液（ベノキシール®）を点眼すること。
・点眼麻酔をしているので，測定中は眼に痛みを感じないこと（ただし，眼を強く擦ると傷がつきやすい状態になっているので，擦らないように注意すること）。
・点眼麻酔の効果は10分程度でほとんど消失すること。

5 測定の実際

さぁ準備して！（図161，162）

・超音波Aモード（眼軸長・角膜厚測定装置 AL-4000［トーメーコーポレーション］）（図161）

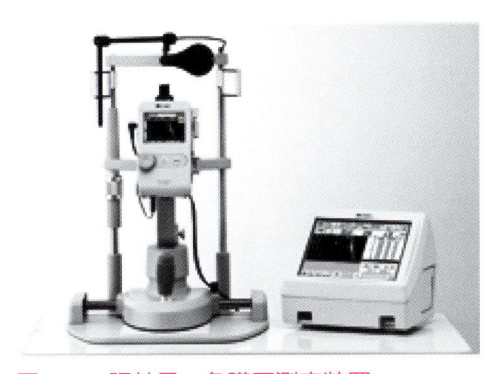

図161　眼軸長・角膜厚測定装置 AL-4000

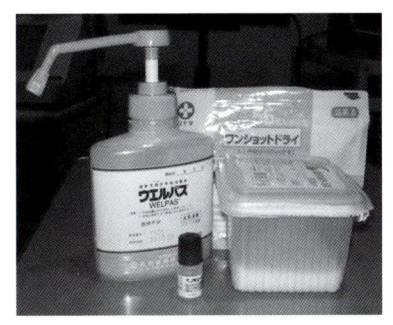

図162　眼軸長測定の準備

・消毒用アルコール綿
・手指消毒用アルコール
・ベノキシール®
・拭き綿
・（イマージョンアタッチメント）
・（角膜保護剤）

①消毒と点眼
- 検者の手指を洗浄する。
- 消毒用アルコールで検者の手指を消毒する。
- 被験者にベノキシール®を点眼する（図163）。
- 消毒用アルコールで顎台や額当てなどを消毒する。
- 消毒用アルコールでプローブの先端を消毒し，その付着したアルコールが完全に揮発していることを確認する（図164）。

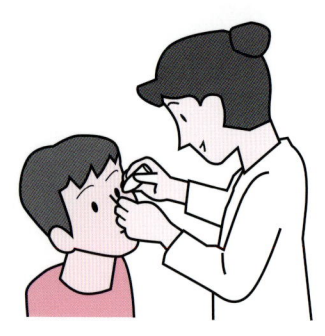

図163　消毒と点眼（1）

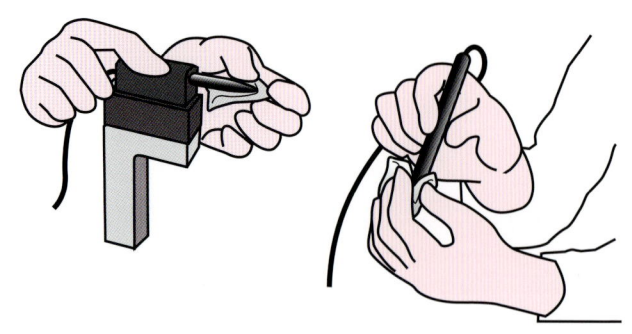

図164　消毒と点眼（2）

- イマージョンモードで行う場合は，アタッチメントを装着する前に角膜保護剤を先端に少量つける。その後，装着したアタッチメントの先端カップにも角膜保護剤を盛り上がる程度につける。

②検査の注意点

　手持ち法で行う場合は被検者に仰臥位を，アプラネーション法で行う場合は座位の姿勢をとってもらう。また，検査を始める前に周囲の環境が整っているか確認することも大切である。検査を行うそばで別の検査や処置が行われていると，被検者が集中できなくなり，眼を動かす原因となりうるので注意が必要である。

LET'S TRY やってみよう!

　プローブの接眼部分を被検者の角膜中央に接触させる。検者は器械本体の画面に表示される波形を観察しながら測定し，同時に被検者眼の横から角膜がプローブによって圧迫されていないかどうかにも注意を払う。

①プローブの当て方
- プローブの接眼部分を被検者の角膜中央に接触させる（図165）。
- 角膜中央に垂直に当てる。斜めに当てるとばらつきが生じる（図166）。

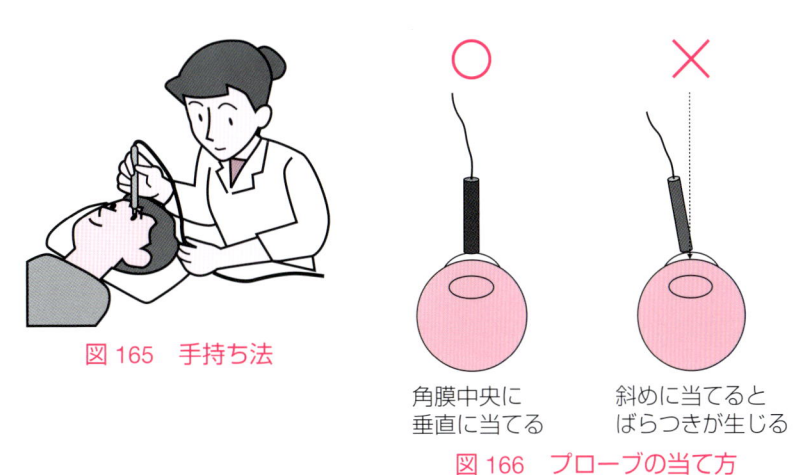

図165　手持ち法

角膜中央に
垂直に当てる

斜めに当てると
ばらつきが生じる

図166　プローブの当て方

- プローブが角膜に接触している様子をサイドまたはスリットに付いている鏡を見ながら確認する（図167）。
- プローブが角膜表面に当たる角度が悪いと波形が得られにくいため、外部固視灯で誘導するなどして、光軸で計算できるように確認しながらすすめる（図168）。

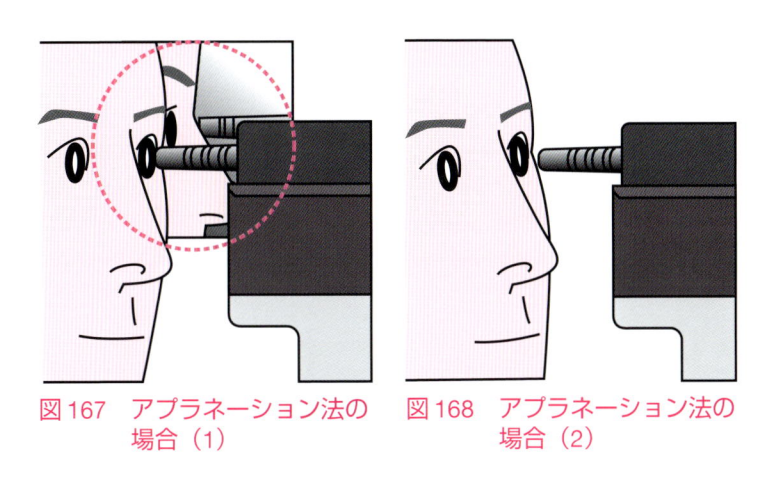

図167　アプラネーション法の場合（1）

図168　アプラネーション法の場合（2）

- 誤差が生じやすいので注意！（図169）
    ・同一検者で何度か計測を繰り返す。
    ・検者を替えて測定する。
    ・他眼の測定値と比較する。
    ・IOLマスターの測定値と比較する。

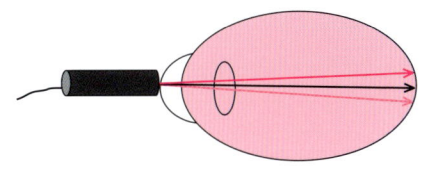

図169　長・短眼軸長の場合の注意点

9　眼軸長検査

②角膜への圧迫の程度

- 角膜を強く圧迫しすぎると…
眼軸長が短く計測される → IOLの度数が弱めに選択される → 術後の屈折が遠視化してしまう可能性あり！（図170）
- 角膜への接触が不十分であったり，人工涙液などの点眼直後に計測したりすると…
眼軸長がわずかながら長めに計測される傾向がある。また測定がなかなか終わらないことが多いので注意！（図171）

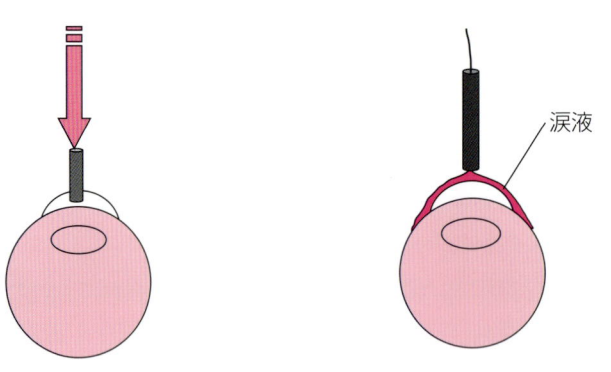

図170　角膜への圧迫の程度（1）　　図171　角膜への圧迫の程度（2）

6 検査のパフォーマンスチェック

①測定値のチェック（図172）

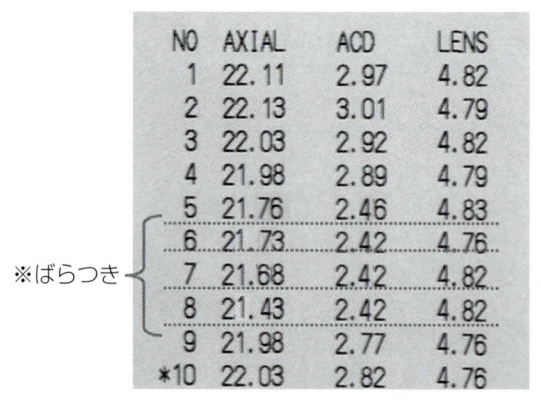

図172　測定値の読み方（AL-2000による）

何度か計測した眼軸長の中で短めに計測されているものや，前房深度が浅く計測されているものは，角膜を圧迫している場合が多いので注意しよう。

②測定時間のチェック

測定時間は，極力短時間で計測できるようにしたほうがよい。角膜表面が乾燥していると眼軸長の測定値が得られにくくなる。何度も計測を繰り返すときは，人工涙液

を点眼したほうが測定値が得られやすくなる。また値にばらつきがある場合は，標準偏差が大きくなり計測がなかなか終わらない場合があるので，検査を中断し，明らかに逸脱している値を削除してから計測するのが望ましい。

7 正常波形の見方

①超音波Aモードの正常波形（図173，174）

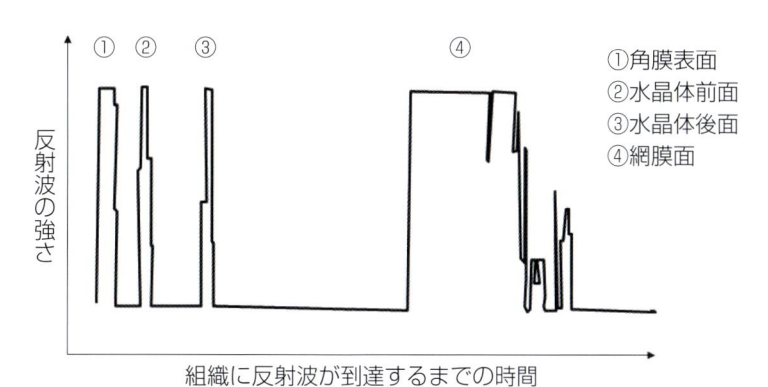

図173　Aモード波形の見方（コンタクトモードの場合）

①角膜表面
②水晶体前面
③水晶体後面
④網膜面

角膜前面，水晶体前面，水晶体後面，網膜のすべての波形が十分に立ち上がり，網膜波形も幅広い。

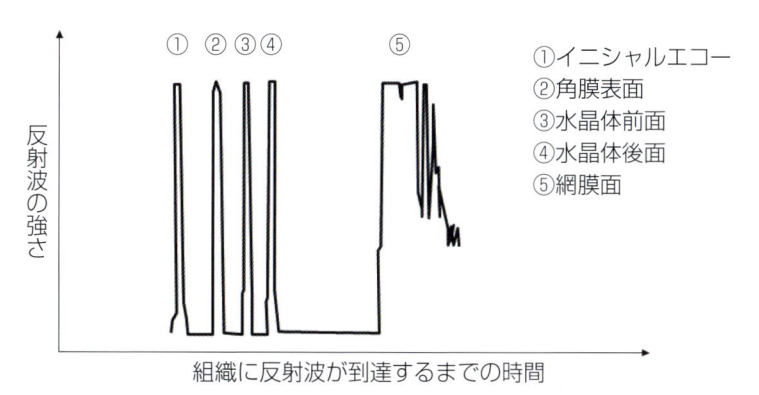

図174　Aモード波形の見方（イマージョンモードの場合）

①イニシャルエコー
②角膜表面
③水晶体前面
④水晶体後面
⑤網膜面

ものしりコラム

眼軸長の測定値が0.1 mm違うと，0.2〜0.3 Dのレンズ度数の差が生じるといわれている。多焦点眼内レンズの挿入を考慮するならば，測定誤差は0.2 mm未満に抑えられるよう測定技術を身につけたい。また，いかなる検者であっても複数回計測し，データを比較できるようにしたほうがよい。

コンタクトモードで測定した波形は，①角膜表面，②水晶体前面，③水晶体後面，④網膜面の4つのスパイクからなる．それ以降に見られるスパイクは，強膜および眼窩である．

イマージョンモードで測定した場合は，角膜表面のスパイクの前にイニシャルエコーが一本多く出現する．縦軸には反射波の強さ，横軸には組織に反射波が到達するまでの時間を示している．

〈良い波形の特徴〉
- 各波形がレベルカーソル位置より高く立ち上がっていること．
- 網膜波形が垂直に立ち上がっている(網膜に垂直に超音波が当たっている)こと．
- 測定データのばらつきが小さいこと．
- 角膜前面波形の尾引きがないこと．
- 角膜前面波形の幅が広いこと．

②異常波形の見方

1) 立ち上がりが悪く，スパイクが低い波形（図175）

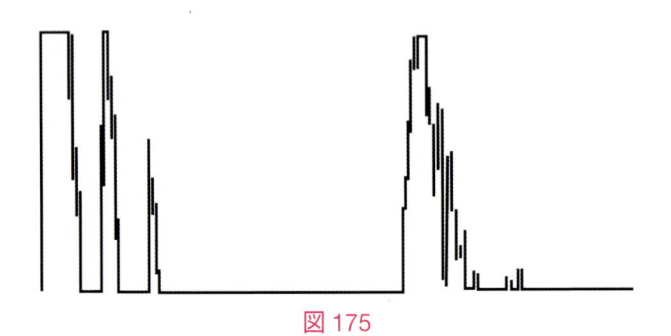

図175

斜め測り等で光軸を外して測定した場合，水晶体前面，水晶体後面および網膜の波形の立ち上がりが悪くなり，波形に段が付いたり，網膜波形の幅が細くなる．

もの知りコラム

日常の生活スタイルや手術に対する期待感，希望する焦点距離など，視環境に関する情報を収集しながら，不安を与えたり緊張させたりしないように配慮することも検者の技量の一つである．

2）硝子体中にスパイクが入っている波形（**図 176**）

↑硝子体中に生じた波形

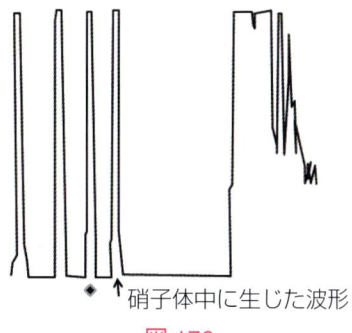

図 176

原因：硝子体中の異物や変性など。
改善策：網膜波形と誤認識しないように
　　　　ゲインを下げて測定する必要がある。

3）無水晶体眼計測時の波形（**図 177**）

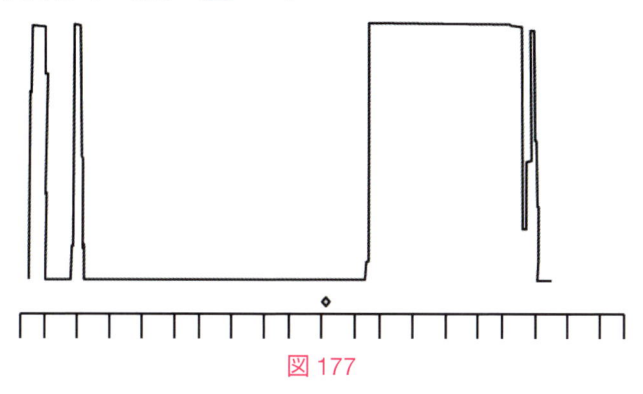

図 177

初発スパイクの後は網膜面までスパイクは見られないが，後嚢が残っている場合は一本スパイクが入る場合がある。

4）眼内レンズ挿入眼計測時の波形（**図 178**）

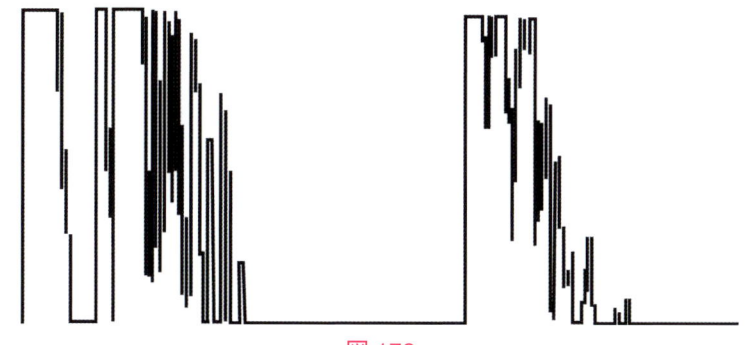

図 178

眼内レンズ前面波形の後ろに多重波形が数多く立ち上がる。

5）虹彩からのスパイクが入ってしまったときの波形（図179）

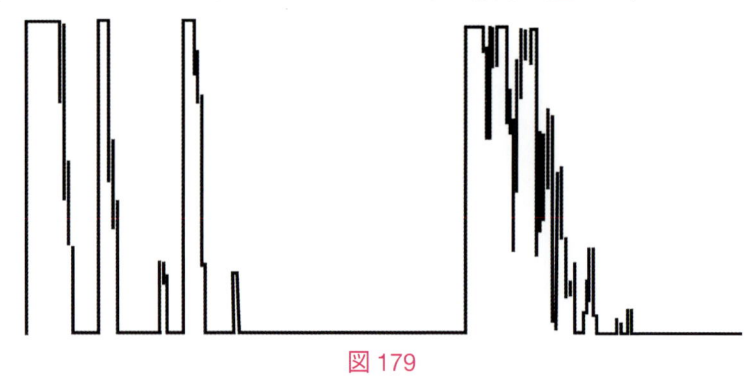

図179

水晶体前面波形の後ろに虹彩の多重波形が混入した波形。多重波形は等間隔で現れる。

8 記録用紙の見方（図180）

ここではAL-4000の記録用紙について説明する。

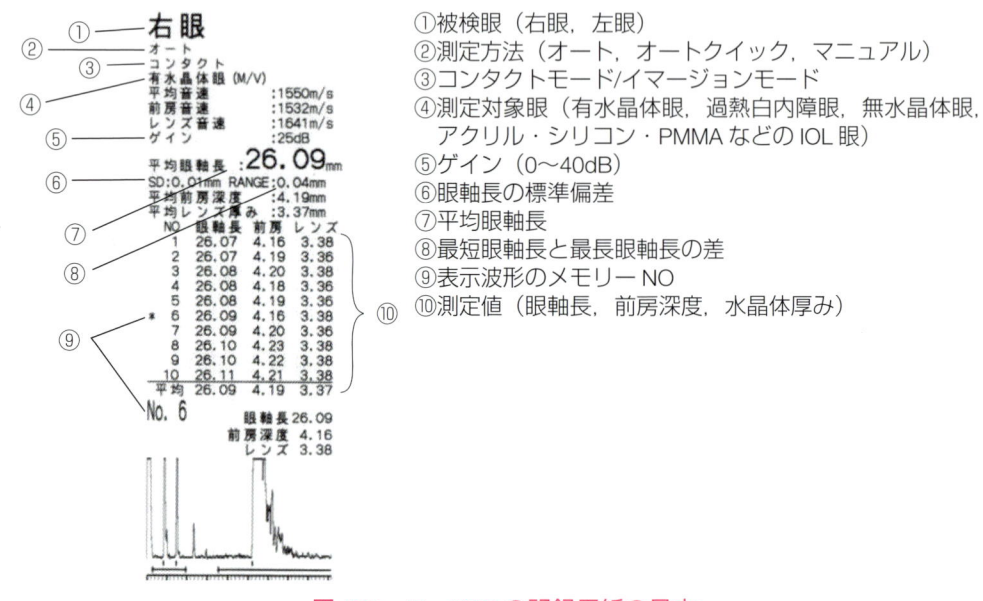

①被検眼（右眼，左眼）
②測定方法（オート，オートクイック，マニュアル）
③コンタクトモード/イマージョンモード
④測定対象眼（有水晶体眼，過熟白内障眼，無水晶体眼，アクリル・シリコン・PMMAなどのIOL眼）
⑤ゲイン（0〜40dB）
⑥眼軸長の標準偏差
⑦平均眼軸長
⑧最短眼軸長と最長眼軸長の差
⑨表示波形のメモリーNO
⑩測定値（眼軸長，前房深度，水晶体厚み）

図180　AL-4000の記録用紙の見方

B 眼軸長検査（2）―IOLマスターの特徴と測定法

▶▶▶アクセスポイント

- IOLマスターは，測定精度が高く再現性のあるデータが得られ，瞳孔径の影響を受けにくい。
- 非接触型で測定時間が短いので，患者への負担や恐怖感が少ない。
- 注意点として，視軸上に混濁がある例や黄斑疾患などで中心固視ができない例では，測定が困難になる場合がある。

1 IOLマスター（カールツァイスメディテック）の特徴（図181）

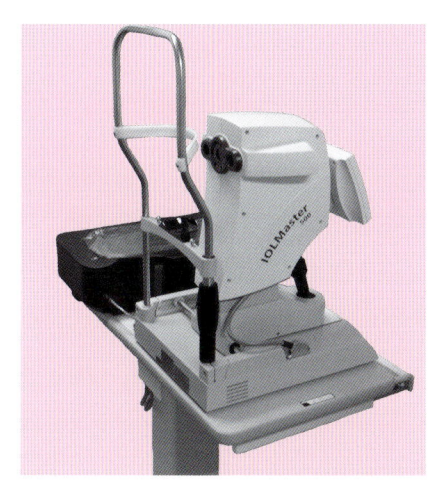

図181 光干渉式眼軸長測定装置IOLマスター（モデル500）

　780 nmの波長の近赤外光を中心窩に向かって送信し，網膜からの反射光を解析して，眼軸長を決定する。実際に計測しているのは涙液表面から網膜色素上皮層までの距離である。Aモードと比べると，角膜の圧迫がない分，150～300 μm長く計測されることが多いといわれている。またケラトメーターの測定半径が通常のものより小さめなので，K値が若干大きく計測されるといわれている。
　操作が比較的簡単なので，初心者でも精度が高く再現性のあるデータが得られる。
- 測定時間が短いので，患者への負担や恐怖感が少なく，小児でも検査が可能。
- 瞳孔径の影響を受けにくい。
- 非接触型のため，プローブ圧平や傾きなどに起因する測定誤差を排除できる。
- プローブによる角膜障害，感染症のリスクを除去できる。

- 点眼麻酔が不要。
- 視軸上に混濁があると，その程度にかかわらず測定が困難になる。
- 黄斑疾患などで中心固視ができない例では，測定が困難な場合がある。

測定方法

1) 被検者に検査の目的と流れを説明する。
2) 患者の頭を顎台に固定し，左右の支柱に表示された赤いマーカーの位置に眼の高さを合わせる。
3) ジョイスティックを動かして，ディスプレイ上の十字線，固視灯の反射を一致させて，ターゲットが一番小さくなるところまで調整する。
4) ジョイスティックボタンを押すと測定ポイントが出るので，このポイントを十字の中心に合わせて，5回から最大20回までジョイスティックボタンを押して測定する。
5) ディスプレイ上に表示されている測定プロットを見ながら信頼係数を確認する。5回測定を繰り返すと，眼軸長の平均値が表示される。

POINT ここがポイント！

多焦点眼内レンズを挿入する場合

　近年用いられるようになってきた多焦点眼内レンズを挿入する場合は，等価球面度数で0.5D以内の精度が問われる。したがって，術者，眼軸長の長さなどによって眼内レンズのA定数を調整しておく必要がある。また，IOLマスターでは測定できない白内障眼もあるので，日頃からAモードで測定した結果とIOLマスターで測定した結果を比較しておくとよい。

＊IOLマスター用A定数は，下記のWebページに公開されている。
　http://www.augenklinik.uni-wuerzburg.de/ulib/cl.html

もの知りコラム

ダイオードレーザー光

　レーザー装置の危険度では，クラス1（眼障害を生じ得ない低出力のもの，直接レーザービームを固視し続けても安心）であり，黄斑部への影響は少ないとされているが，1日20回までしか計測できないように設定されている。

2 測定前に必要な確認事項

①手術歴

眼科の手術既往がある場合は、どちらの眼にどのような手術を受けているのかを確認する必要がある。眼内レンズの材質（PMMA，シリコン，アクリル），シリコンオイル注入眼，無水晶体眼などによって屈折率の設定を変更しなければならないことを覚えておこう。ただし，IOLマスターの場合は測定後にモードを変更することが可能である。

②測定が困難な場合

過熟白内障，後囊下白内障，後極白内障，皮質白内障，翼状片など

3 IOLマスター検査の実際

さぁ準備して！（図182）

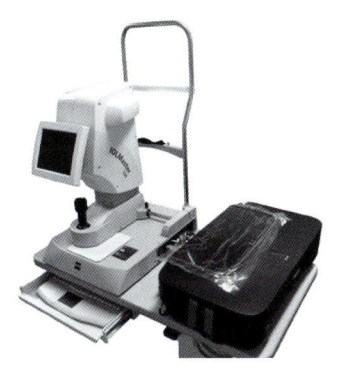

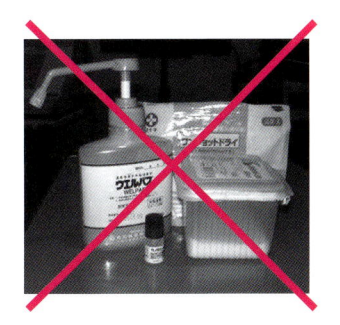

IOLマスター

消毒用アルコールベノキシール®，拭き綿は必要ない

図182　眼軸長測定の準備

検査の説明のポイント（図183）
- 眼内レンズの度数を計算するために，眼軸長を測定すること。
- 器械が直接眼球に触れる心配はないこと。
- 固視灯を見ていてもらえれば短時間で測定できること。

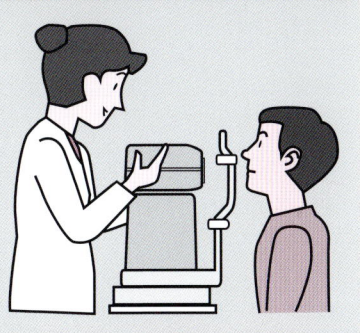

図183　被検者への説明

LET'S TRY! やってみよう!

①必要なデータ（姓名，生年月日，IDナンバーなど）を画面に入力する。

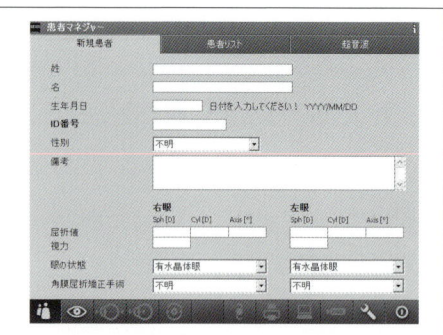

図184　入力画面

②セッティング

このとき被検者にはオレンジ色の固視灯を見てもらう。

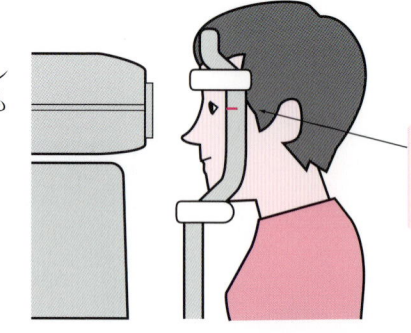

アイレベルマーカーと外眼角が同じ高さになるようにそろえる

図185　セッティング

③Overviewモード

ジョイスティックを動かして，ディスプレイ上の十字線，固視灯の反射を一致させて，ターゲットが一番小さくなるところまで調整する。または信号が青になるように調整する。

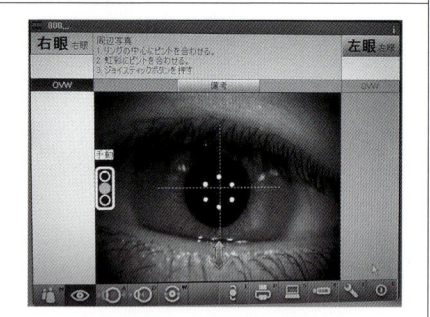

図186　Overviewモード

④IOL挿入眼

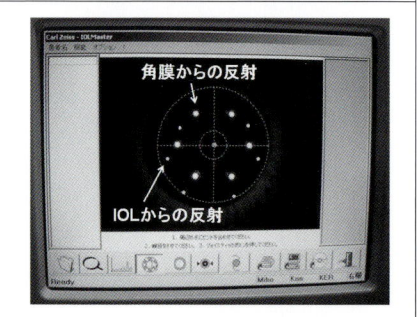

図187　IOL挿入眼の場合

⑤眼軸長測定

ジョイスティックボタンを押すと，測定ポイントが出るので，このポイントを十字の中心に合わせて5回から最大20回までジョイスティックボタンを押して眼軸長を測定する。
このとき被検者には赤い点光源が見えている。

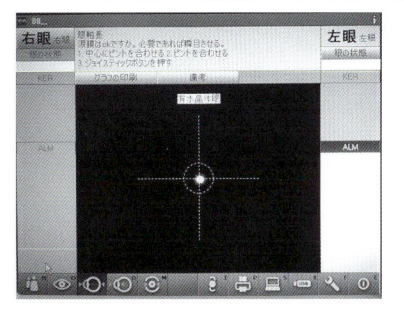

図188　眼軸長測定モード

⑥測定値の確認

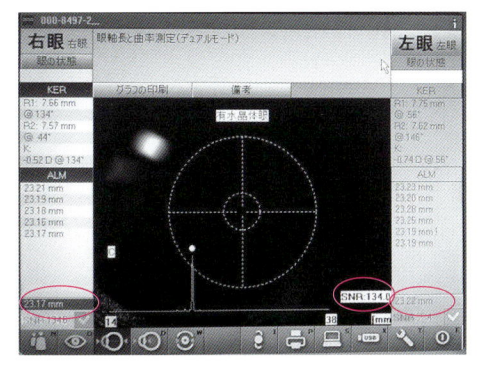

図189　測定値の確認（1）

図190　測定値の確認（2）

1) ディスプレイ上に表示されている測定プロットを見ながら，信頼係数を確認する。
2) 5回以上測定ができると，合成波形から得られた眼軸長が表示される。

たくさん測定を繰り返しても，合成波形のピークが得られなければ"確認してください"とメッセージが表示され，眼軸長は表示されない。

チェックポイント

中心測定でデータが得られない場合

☑ 中心測定でエラーやボーダーラインが出るときは，**傍中心法**（図191），もしくは**デフォーカス法**（図192）でデータが得られる場合がある。

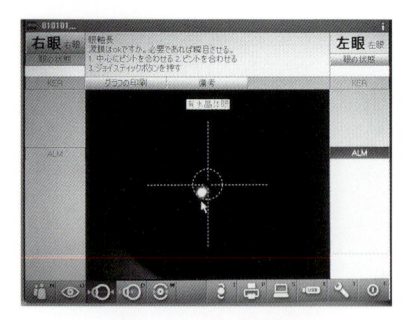

図191　傍中心法

測定ポイントを中心から意図的にずらして計測する。

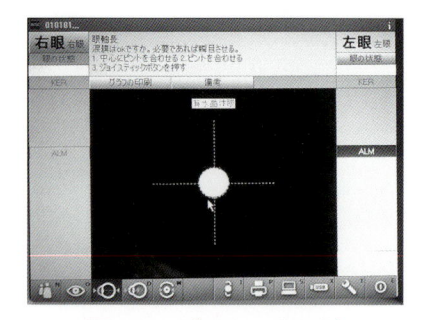

図192　デフォーカス法

測定ポイントは中心に置いて動かさず，拡散させたレーザー光を用いて測定面積を増やして計測する。

4 正常波形の見方（図193）

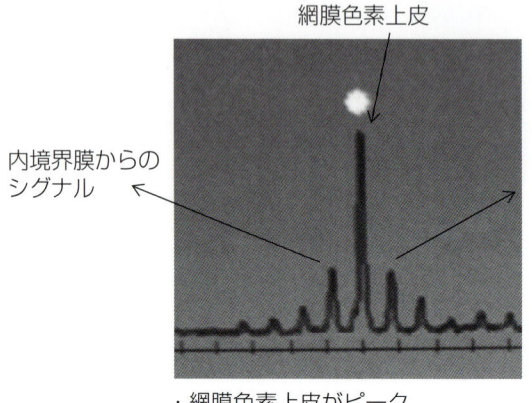

網膜色素上皮
内境界膜からのシグナル
脈絡膜からのシグナル

・網膜色素上皮がピーク
・ベースラインの高さが一定
・信頼係数が2.0以上

図193　正常波形の見方

- SNR（signal-to-noise ratio）

眼軸長測定値の客観的評価が可能となる。

　　SNR 2.0以上　　高精度
　　SNR 1.6〜1.9　　ボーダーライン
　　SNR 1.5以下　　エラー

ただしSNRが高値でも，前述したようにベースラインの高さが一定でないときは，視軸が捉えられていない場合があるので信頼性が低い。屈折矯正手術など精度の高いデータを必要とする場合はSNRは5以上を採用し，それ以下の場合はAモードとの併用を考慮する。

5 記録用紙の見方（図194, 195）

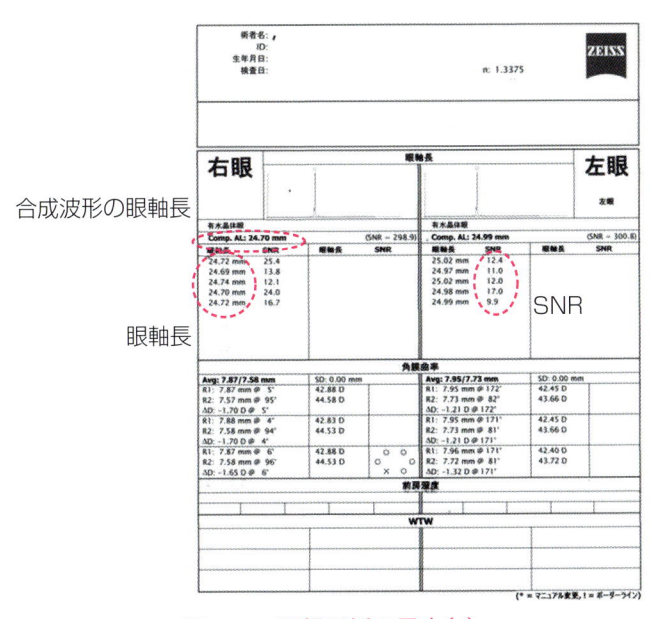

図194　記録用紙の見方(1)

丸で囲んだ部分は，それぞれ眼軸長，SNR，合成波形の眼軸長を示している。SNRはいずれも2.0以上の高精度である。

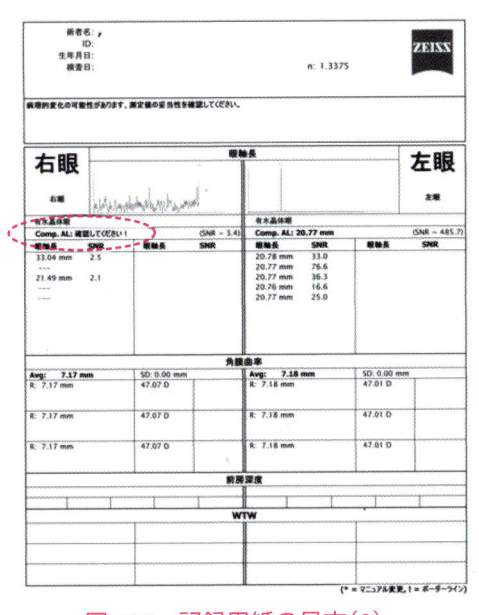

図195　記録用紙の見方(2)

合成波形のピークが得られなければ，「確認してください！」のメッセージが現れ，眼軸長は表示されない。

C 眼軸長検査(3)―OA-1000 Advance（図196）

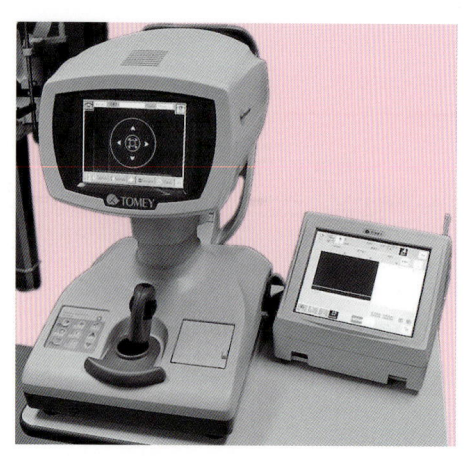

図196 光干渉式眼軸長測定装置OA-1000 Advance

■ OA-1000（トーメーコーポレーション）の特徴とIOLマスターとの違い

- IOLマスターはレーザー光干渉法を利用し，780 nmの半導体ダイオードレーザーを使用しているのに対し，OA-1000では820〜850 nmのスーパールミネッセントダイオードを使用している。そのため一日の測定回数に制限がないのが特徴である。

- IOLマスターでは患者情報を入力しジョイスティックボタンでフォーカスを合わせてからの測定となるが，OA-1000では電源を入れるのみで患者情報の入力が必要ない。画面上に表示される被検眼の瞳孔中心に触れるだけで自動的に測定が開始し，測定時間も高速で5秒間で最大10データを取得する。

- IOLマスターは眼軸長，角膜屈折力，前房深度が計測できるのに対し，OA-1000は眼軸長，前房深度，角膜厚の計測は可能であるが角膜屈折力の測定はできない。そのため，眼内レンズの度数計算を行う際にはケラトメーターで別途に角膜曲率半径を測定し，OA-1000用の計算ユニットもしくはAL-4000（トーメーコーポレーション）を使用し，ケラトメーターで計測した値を代入して算出する必要がある。

- IOLマスターの角膜屈折力の測定直径は2.4 mmであるのに対し，OA-1000ではケラトメーターの3.2〜3.3 mmのデータを入力してIOLの度数計算を行う。そのため，もしIOLマスターで角膜屈折力の計測ができないケースでは，IOLマスター内の計算ユニットの中にケラトメーターの値を代入しなければならないので，術後屈折誤差を生じやすく，予想より近視化してしまうことに注意しなければならない。

- OA-1000 では実測値のほかにイマージョン式，コンタクト式に変換した数値を表示することができるので，例えばコンタクト式で測定した値は，超音波 A モードを前提としたメーカー推奨 A 定数を理論上使用することができる。

測定方法

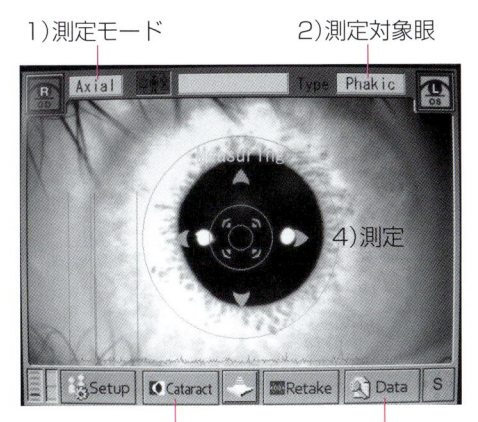

1) 測定モード
2) 測定対象眼
4) 測定
3) Normal, Cataract モード
5) 測定結果画面

図 197　OA-1000 測定手順

1）測定モードの選択
　測定メニューから Axial（眼軸長測定）を選択する。
2）測定対象眼の設定
　選択メニューから測定対象眼を選択する（Phakic：有水晶体眼，Aphakic：無水晶体眼，Silicon lens：シリコンレンズ挿入眼，Acrylic lens：アクリルレンズ挿入眼）。
3）Normal モードと Cataract モードの設定変更を行う
　通常は Normal モードを，白内障や硝子体出血など視軸上に混濁があり測定できない場合は自動で傍中心測定を行う Cataract モードを選択する。
4）測定
　被検者には赤色の固視灯を見てもらう。検者は画面に映った瞳孔の中心にタッチするとオートアライメント・オートショットにより自動的に測定を開始する。他眼の測定は R または L ボタンにタッチするとヘッドが移動する。
5）測定結果画面
　測定終了後，Data ボタンにタッチすると測定結果表示画面に切り替わる。

2 正常波形の見方（図198）

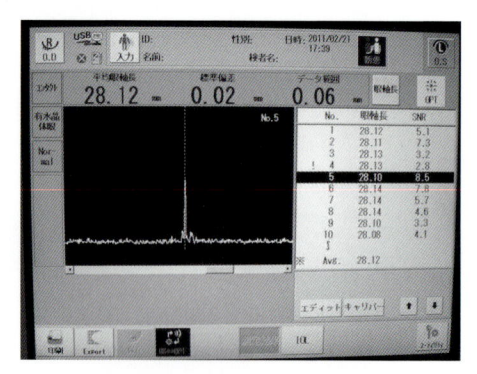

図198　OA-1000 正常波形

OA-1000では，網膜色素上皮の検出において，①一番太くて高い波形の重心位置を検出，②網膜群から離れすぎた前方波形は除外，③網膜群をグループ分けしてRPEを特定する，という過程を自動的に行ったうえで表示している。

3 記録用紙の見方（図199）

①測定対象眼
　Phakic：有水晶体眼
　Aphakic：無水晶体眼
　Silicon lens：シリコンレンズ挿入眼
　Acrylic lens：アクリルレンズ挿入眼
②測定モード
　Normal，Cataract モード
③フィッティングモード
　Immersion/Contact/Optlength
④Axial 平均値

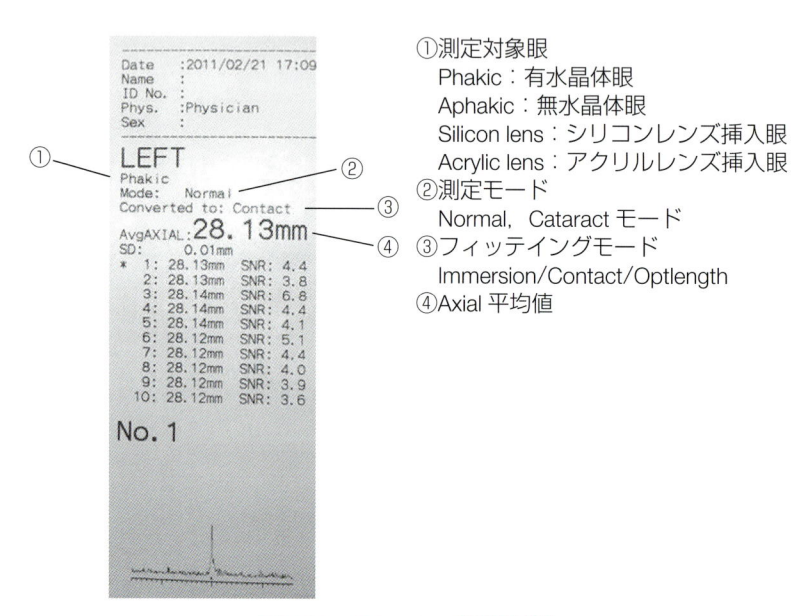

図199　OA-1000 記録用紙

トピックス

レンズスター® LS900(Haag-Streit 図200)

　新世代の眼軸長測定装置としてレンズスター® が2009年6月に発売された。この器械は，一台で角膜厚，前房深度，水晶体厚，硝子体腔長をレーザーで計測し，角膜曲率半径，角膜横径，瞳孔径も測定することができる。これらすべての値を軸上でほぼ同時に計測でき，また左右で異なる目標屈折値を設定することもできる。一日の測定回数には制限がない。ケラトメーターは直径1.65 mmと2.3 mmの2つの円にそれぞれ16ポイント（合計32ポイント）の発光ダイオードを用いているため，より正確で安定した計測ができる。さらに前眼部の写真も撮影され，虹彩紋理などを強調する赤外線表示や血管を強調するグリーンフィルター表示ができるので，トーリックIOLへの利用が期待できる。また，バージョンアップによって，測定時間の短縮やさまざまな改良が行われ，さらなる進化を遂げている器械である。

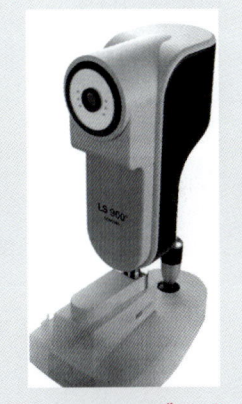

図200　レンズスターLS900

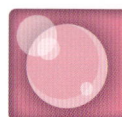

10 瞳孔径計測

A 瞳孔径計測

　屈折型の多焦点眼内レンズは瞳孔径の影響を受けやすいので，手術の適応を決める際に，瞳孔径計測が必要となる。

B 瞳孔径検査

1 両眼電子瞳孔計 ET-200（ニューオプト）

- 両眼同時撮影が可能（図201）。
- 両眼開放が可能であり，日常視に近い状態での瞳孔径を観察することができる。
- LED 照明による対光反射検査が可能。自律神経の研究に優れている。

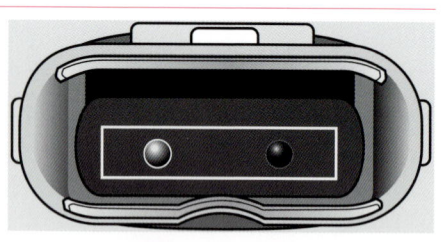

図201　ET-200

チェックポイント

☑ 測定画面に瞳孔を映した際，二値化設定が正常かどうか確認をする。二値化の閾値調整が不十分だと，正確な数値が出にくくなるので注意が必要。

☑ 睫毛がかからないよう大きく眼を開けるよう指示をする。

測定方法

　ET-200 は各眼にそれぞれ刺激時間，間隔，刺激回数を自由に設定できることを特徴とする機器であるが，本書では，刺激を与えない日常の瞳孔径の測定の方法を記す。

1) PC を起動する。
2) 本体スイッチを入れる。
3) 瞳孔測定ソフトの起動と選択（図202）。

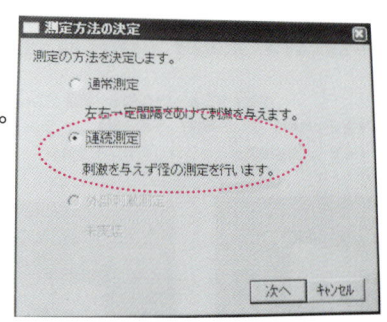

"測定方法の決定"から"連続測定"を選択する。

図202　測定方法の選択

4) 被検者にゴーグルをセットする。画面のほぼ中央に瞳孔がくるようにゴーグルの位置を調整する。
5) 画面右の"表示選択"の"二値画像"を選択し，二値化設定を行う。目を大きく開けるよう声かけをし，瞳孔のみが白くなるよう値を設定する（70〜120前後）（図203）。

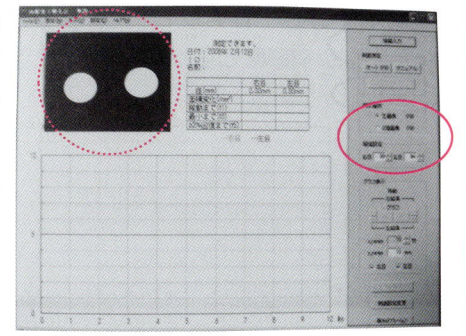

瞳孔のみが白くなるよう二値化を設定する。

図203　二値化

6) 測定開始（図204）。

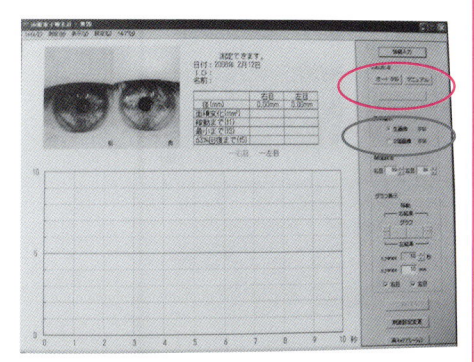

"生画像"を選択し，"マニュアル"ボタンをクリックすると測定が始まる。

図204　測定開始

7) 測定終了。画面上に右眼，左眼それぞれのリアルタイムの測定値，平均値，瞳孔面積等が表示されるので，10秒程度測定をして安定した値が得られたところで"STOP"ボタンをクリックする（図205）。

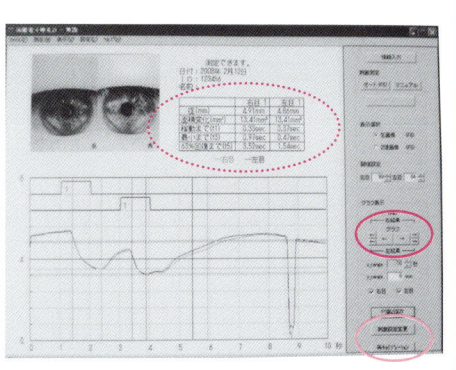

それぞれのリアルタイムの測定値，平均値，瞳孔面積等が表示される。

図205　測定終了

2 プロシオン P3000（ジャパンフォーカス）

- 両眼同時測定が可能。
- 動画，静止画が撮影できる。
- 覗き込みタイプなので，周りの環境に影響されない。

測定方法

1) PCを起動する。
2) 本体スイッチを入れる。
3) パソコンを立ち上げると自動的に瞳孔測定ソフトが起動する。"Click here to open patient database"をクリックし，被検者データベースにアクセスする（図206）。

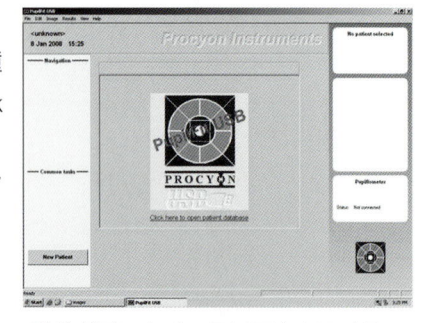

被検者データベースにアクセスする。
図206　被検者データベースにアクセス

4) 患者情報を入力する（図207）。

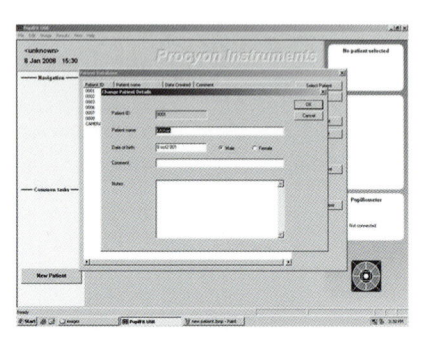

"New Patient"ボタンをクリックし，患者ID，名前，生年月日を入力する。
図207　患者情報入力

5) 器械に額をあて，内部の固視灯を見るよう説明をする。暗順応を開始（図208）。

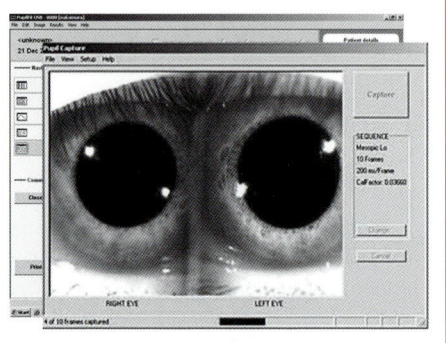

両眼の瞳孔が画面の中央に位置し，フォーカスが合っていて，髪の毛や睫毛で暗くならないように注意する。
図208　測定法

6）暗順応後，"スタート"ボタンをクリックする。
7）Scotopic イメージ測定（図 209）。
8）測定が終了すると，自動的に mesopic Lo のイメージ取得メッセージが表示される。"OK"ボタンをクリックして測定開始する。
9）測定が終了すると，自動的に mesopic Hi のイメージ取得メッセージが表示される。"OK"ボタンをクリックして測定開始する。

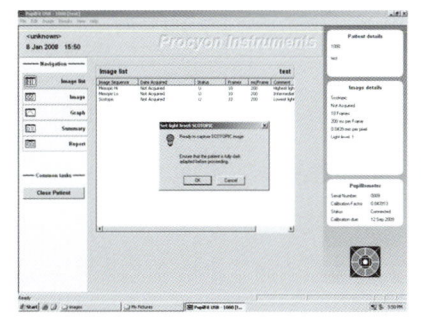

Scotopic イメージ取得のメッセージが表示される。"OK"ボタンをクリックして測定する。

図 209　Scotopic イメージ

10）結果を表示する（図 210）。

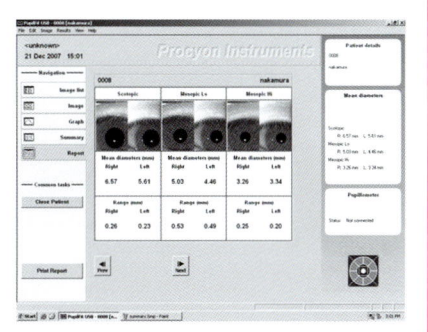

画面左側の"Graph"や"Summary"ボタンで結果を表示する。

図 210　結果表示

※数種の電子瞳孔計が市販されているが，両眼が開放され日常視により近い状態での測定が可能なのは上記の ET200 である。

3 ほかに市販されている電子瞳孔計代表機種

①電子瞳孔計 IRISCORDER（浜松ホトニクス）
- 対光反応，瞳孔反応の連続測定が可能。
- 視神経疾患の検査を行う装置として開発。

②近見反応測定装置 TriIRIS C9000（浜松ホトニクス）
- 輻湊反応と瞳孔反応の変化を同時測定。
- 調節機能異常を検査する装置として開発。

ものしりコラム

眼内レンズの形状と瞳孔径

　多焦点眼内レンズには屈折型と回折型があり，それぞれの特徴があるため，個々の患者の生活スタイルに応じてレンズを選択しなければならない。
- 屈折型多焦点眼内レンズはレンズの形状上，瞳孔径が3 mm以上なければレンズの特性が生かせない。高齢者では高照度での近見瞳孔径が小さいことが多いため，回折型眼内レンズのほうが向いていると考えられる（屈折型眼内レンズでは明室での読書など，近見作業に不自由を感じることがある）。
- 暗所では瞳孔径が大きいため，夜間運転の際にグレアやハローの症状を強く訴えるが，次第に順応してくるものが多い。
- 白内障術後には，術前より約10％瞳孔径が小さくなるといわれている。
- 多焦点眼内レンズでは，レンズの形状にかかわらず，明視できるようになるまで順応期間（3〜4カ月）を必要とする場合がある。

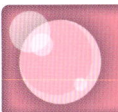

11 光学的検査(1) 角膜形状解析

> ▶▶▶**アクセスポイント**
> - オートケラトメーターで異常が疑われる患者の評価をする。
> - 眼内レンズ計算に用いることもある。
> - 角膜形状解析装置を用い，術前後の角膜乱視への影響をとらえる。
> - 角膜乱視の有無を測定し，切開位置の計画を立てる。

A 検査の目的

- 正常から外れた角膜形状を有する眼の角膜全体の形状を把握する。
- 術前の角膜乱視の方向を把握し，術前後での乱視の増減を測定する。
- マルチフォーカル眼内レンズやトーリック眼内レンズ挿入の対象となる患者の角膜乱視を精査する。

> **検査の説明のポイント**
> ・角膜の表面の写真を測定する。
> ・過去の手術の影響で角膜の形が変わっているので，それを評価する。
> ・角膜疾患（円錐角膜など）がないかをチェックする。
> ・大きく眼を開けて，少しの間まばたきをがまんする。

B 測定の実際

角膜形状/屈折力解析装置 OPD-Scan Ⅲ（ニデック）（図211）

①原理
- スキアスコーピー

②特徴
- 屈折の状態を視覚的に捉えることができる。
- 角膜形状＋眼屈折力を測定することができる。

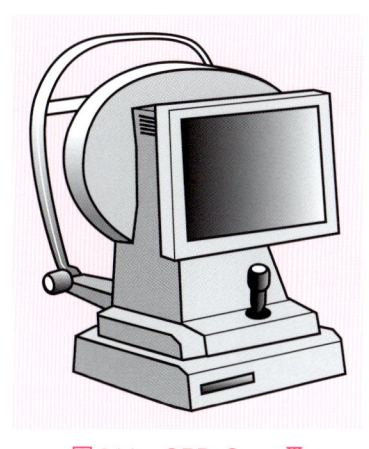

図211　OPD-Scan Ⅲ

> **さぁ準備して！**
>
> ・検査室は暗室が望ましい。
> ・検査に必要な瞳孔径は 6 mm 以上である。
> ・散瞳剤をつけると屈折が変化する可能性がある。そのため，自然瞳孔での測定が望ましい。

やってみよう！

①測定モードを選択する（図 212）。

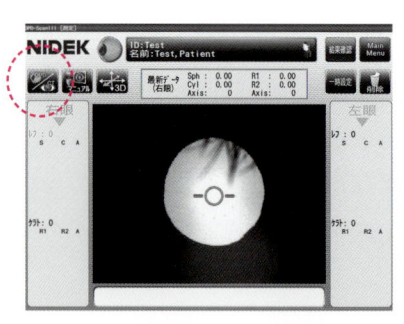

図 212　測定モードの選択

- AR／KM：眼の中心付近の屈折度（AR 値）や角膜曲率半径（KM 値）を測定する。
- OPD／CT：眼全体の屈折度数分布や角膜曲率半径を測定する。

②患者データを入力し，"OK"ボタンをクリックする。

③台の高さ，顎台を合わせる。

④アライメントを合わせ，REF を 3 回ずつ，両眼で測定する（図 213）。

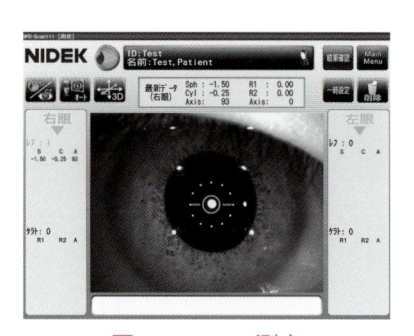

図 213　REF 測定

他覚的屈折値の測定被検眼を映し，
REF を 3 回測定する。

＊注意 1　眼瞼，睫毛，鼻の影，眼瞼挙上している検者の手の影が入らないようにする。

＊注意 2　CT 測定時の Flash で他眼の縮瞳を防ぐため，REF 測定後に CT を測定する。

（例：右眼 REF→　左眼 REF→　左眼 CT→　右眼 CT　の順）

⑤REF 測定後，CT 測定に変わるので照準・アライメントを合わせ，測定ボタンをクリックする（図 214）。

CT 測定モード

図 214　CT 測定中

⑥解析する（図 215）。

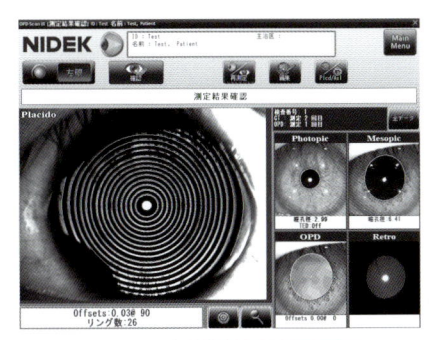

図 215　測定結果確認画面

⑦マップを作成する。

- **Axial Map**

    角膜トポグラフィー。角膜の屈折力を表示している（図 216）。

《カラースケール》

屈折力が強い（曲率半径が小さい）：暖色系
屈折力が弱い（曲率半径が大きい）：寒色系

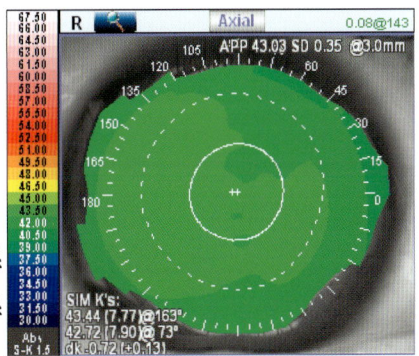

図 216　Axial Map

11　光学的検査(1)角膜形状解析

- **Refractive Map**

  角膜の真の表面屈折力。角膜表面の形状の異常がどの程度屈折に影響しているか確認できる（図 217）。

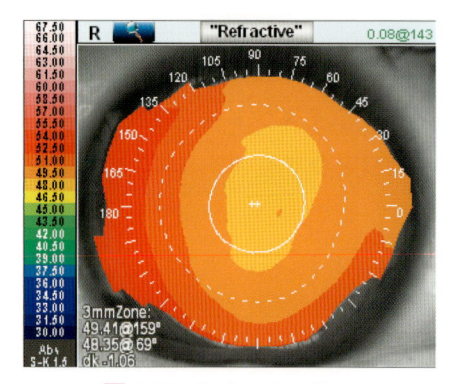

  図 217　Refractive Map

- **Instantaneous Map**

  局所的な曲率の変化の検出に優れている。初期の円錐角膜など微小な形状変化を捉えることができる（図 218）。

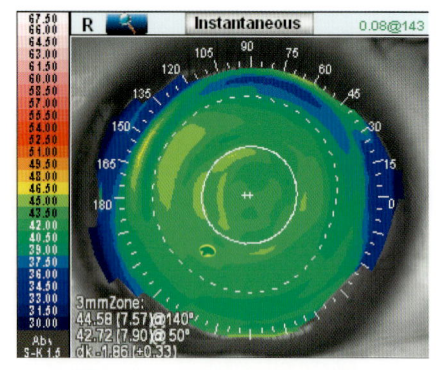

  図 218　Instantaneous Map

- **OPD Map**

  全眼の屈折度。REF 測定によって得られた屈折分布を表示している。オートレフと異なり，周辺部まで測定が可能である（図 220）。

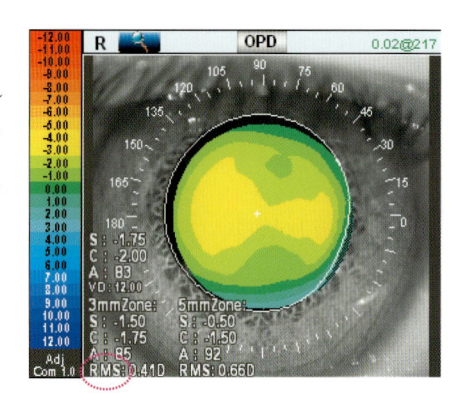

  緑：正視　赤：近視　青：遠視
  図 220　OPD Map

- Internal OPD Map

  眼内（角膜後面～網膜）の屈折度分布。角膜後面に大きな異常がなければ，おもに水晶体または眼内レンズの屈折度分布を表示している。眼内の乱視の有無を知ることが可能である（図221）。

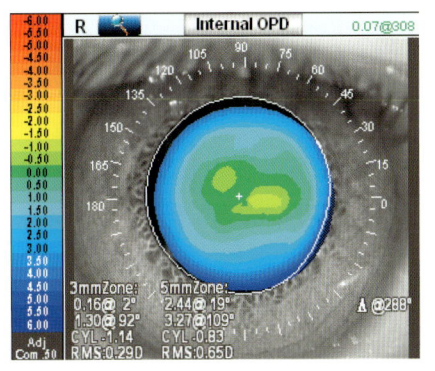

  図221　Internal OPD Map

- Wavefront Total Map

  波面収差。収差のない正視眼の波面を基準面とし，被検眼との差を波面収差として表示している（図222）。

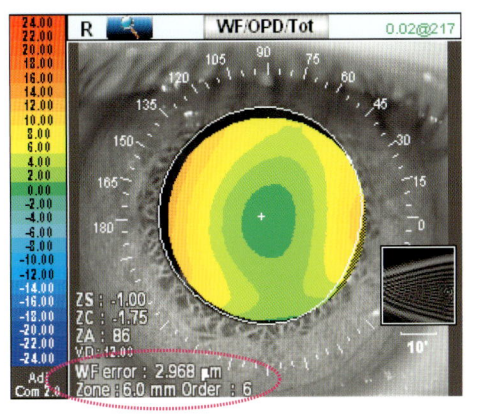

  Zoneと次数の指定可能
  図222　Wavefront Total Map

- Wavefront High Order Map

  高次収差。眼鏡で矯正できない収差を表示。Zernikeピラミッドの3次から指定次数（最高8次）までの高次の波面収差成分だけを表示している（図223）。

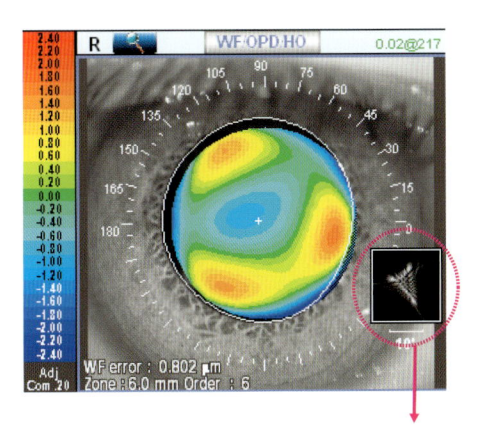

  理想的な見え方は点として見える
  実際の見え方を表現
  図223　Wavefront High Order Map

- **Zernile Graph**

  Zernike多項式の収差成分の係数をグラフで表示している。High以下の収差のどれかが突出して大きい場合は注意（図224）。

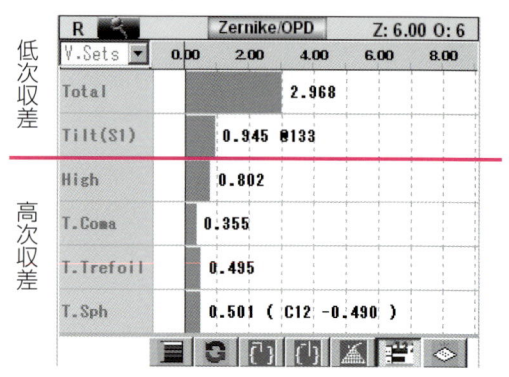

  図224　Zernile Graph

もの知りコラム

トーリック眼内レンズ

・角膜乱視を矯正し，術後のQOVを向上させるためのレンズ。

・オートケラトメーター，角膜形状解析装置で角膜乱視を評価し，対象を決定する。しかし，ケラトメーター，TMSは角膜前面のみの検査であり，角膜後面の評価ができていない。そのためペンタカム，ORBSCAN，CASIAなどによる角膜後面の評価が必要である。

・乱視の原因には角膜乱視と水晶体乱視がある。乱視が大きい症例は，OPDなどによる水晶体乱視の評価も必要である。

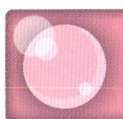

12 光学的検査(2) 波面収差解析

▶▶▶アクセスポイント

- 今までは低次収差（球面，円柱，プリズム）の矯正で十分であったが，これからは高次収差（眼鏡で矯正不可）を考え，視覚の質の向上を目指す。
- ゼルニケ多項式を用いて表示することができる。
  低次収差：眼鏡で矯正可能である。
  高次収差：眼鏡では矯正不可能である。
- 眼内レンズの特性や手術の影響による波面収差の変化を測定する。
- 術後の見え方に不満を訴える患者の原因を探るのに有用である。
- 涙液層を均一にさせて測定する。

A 波面収差とは

- 波面収差とは光を波面として捉えたものであり，実際の光学系から射出される理想的な波面（平面）がどの程度ずれて戻ってくるか計測するものである（図225）。

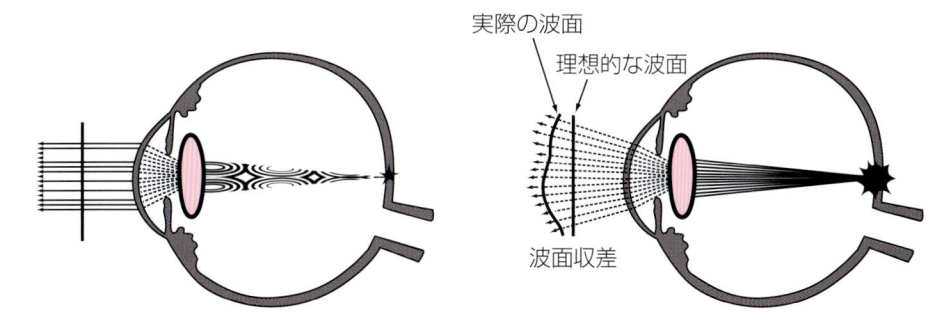

図225 波面収差

- ゼルニケ多項式を用いて表示することができる。
  低次収差：1次と2次の項。眼鏡で矯正可能。
  高次収差：3次以降の項。眼鏡では矯正不可能。

B 原理

- 平行な光を眼底に投影し，二次光源を形成する。光束をレンズアレイに通してセンサー上に結像させ，この位置を解析する。

C 検査の目的

- 眼内レンズの特性や手術の影響による波面収差の変化を測定する。
- 術前，術後に見え方の不満を訴える患者の原因を探る。

D 特徴

- 視機能の評価（白内障初期の変化）が他覚的に可能である。
- 不正乱視成分の定量が可能である。
- 高度な角膜不正乱視，白内障の混濁の強いものは測定不可，または測定値も信頼性が低い。
- 涙液層の影響を受けやすい。測定直前に瞬目させ，涙液層を均一にさせる必要がある。

E 測定の実際

さぁ準備して！

- ウェーブフロントアナライザー KR-1W（トプコン　図226）
- レフラクトメーター，ケラトメーター，角膜形状測定，波面収差測定，瞳孔径測定が可能。
- 必要であれば散瞳する。
- 検査条件は暗室。

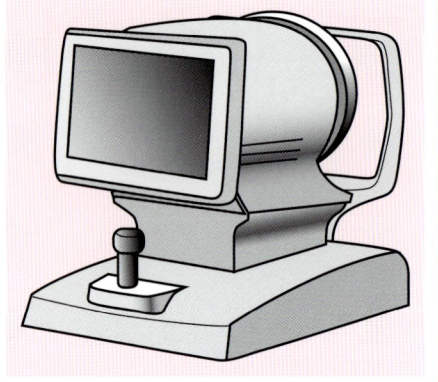

図226　ウェーブフロントアナライザー KR-1W

検査の説明のポイント

- 黒眼（角膜）の表面の検査をする。
- 検査中は視線を動かさないようにする。
- 大きく眼を開け，少しの間まばたきをがまんする。

LET'S TRY! やってみよう!

① 画面左上の"患者ID"ボタンをタッチし（図227），患者IDを入力し，"OK"ボタンをタッチする（図228）。

"患者ID"ボタンをタッチする

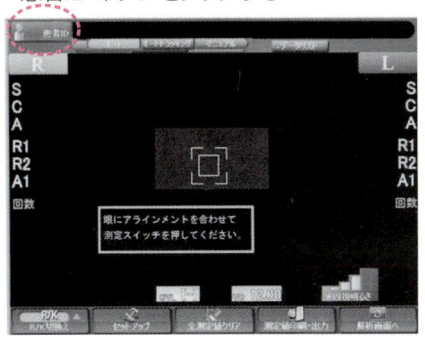

図227　患者ID入力-1
（以下図233までトプコンより提供）

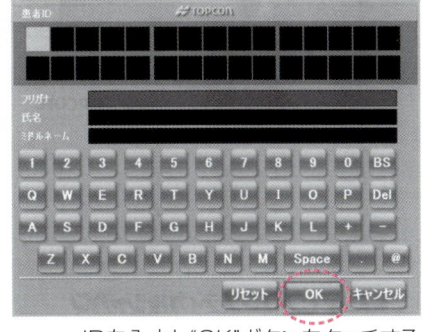

IDを入力し"OK"ボタンをタッチする

図228　患者ID入力-2

② コントロールレバーを操作し，リング像が見えたら画面上で中心をタッチする。自動で測定開始される（図229）。

③ 右眼の測定終了後，自動で左眼の測定が開始される（3回ずつ測定）。

④ 測定終了後，解析される。

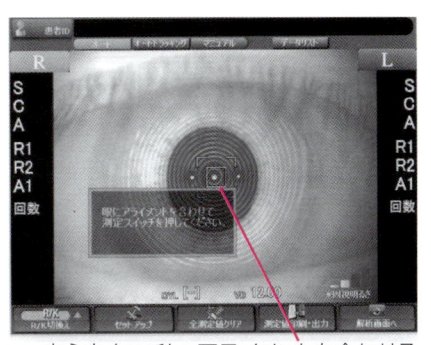

中心をタッチし，アライメントを合わせる

図229　測定とそのチェックポイント

⑤ 結果を見る。左右眼それぞれ瞳孔径が最も大きいデータが茶色で表示される。
"解析画面"ボタンをタッチするとマップが表示される（図230）。

⑥ マップを見る。

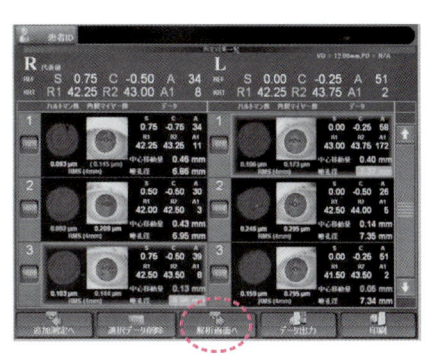

解析画面へ

図230　マップの表示

12　光学的検査(2)波面収差解析

- マルチマップ（図231）

高次収差の有無の確認。定性的に表示。不正乱視の特徴，屈折異常の程度や性状（図232）を把握する。進んでいる波面は暖色系。遅れている波面は寒色系。

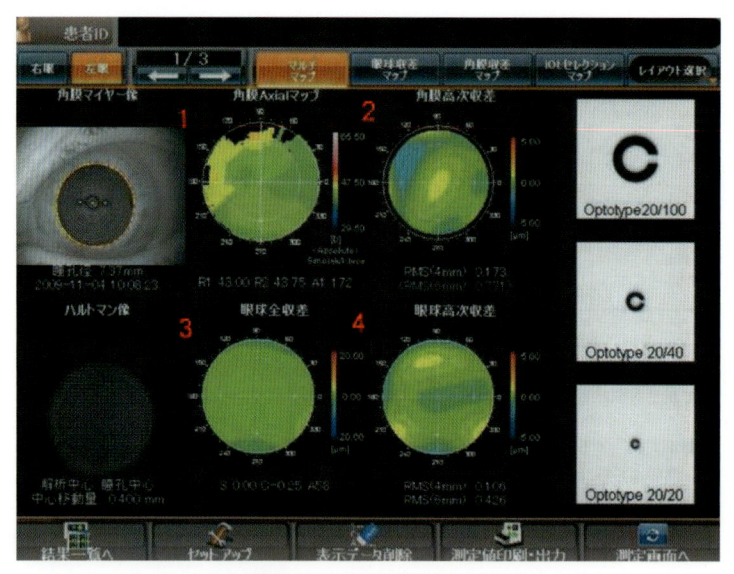

図231　マルチマップ

1．Axial power（角膜形状マップ）：トポマップ。角膜曲率のデータを表示。
2．Cornear HOA（角膜高次収差）：瞳孔径4mmと6mmのRMS値。
3．Ocular Total（眼球全収差マップ）：眼球全体の収差。裸眼視力に関係する。
4．Ocular HOA（眼球高次収差）：眼球全体の高次収差で，矯正視力に関係する。
　　　高次収差あり：複雑なパターンを示す。矯正視力不良。
　　　高次収差なし：均一なパターンを示す。矯正視力良好。

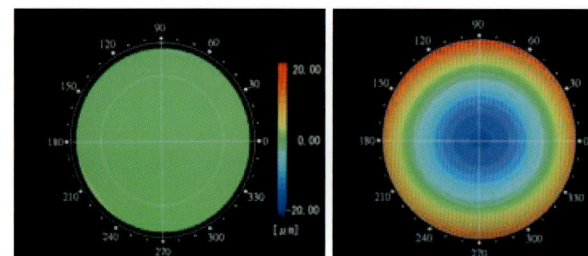

正視：緑一色
　　　裸眼視力良好

近視：中央が遅い
　　　裸眼視力不良

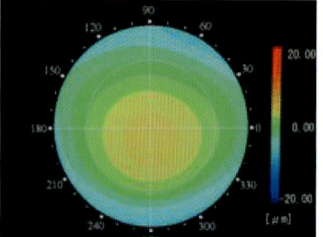

遠視：中央が早い
　　　裸眼視力不良

図232　眼球全体の収差

- コンポーネントマップ

眼球全体から角膜収差データを差し引き，角膜後面から網膜面までの内部収差データとして解析表示。視力低下を訴える患者の原因が角膜か水晶体（眼内レンズ）によるものかがわかる（図233）。トーリック眼内レンズ挿入後，乱視の部分で評価が可能である（図234）。

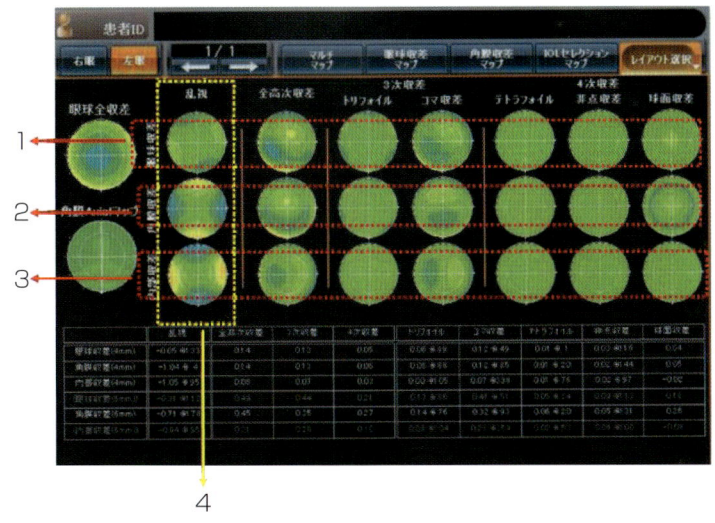

図 233　コンポーネントマップ

1．眼球全体の収差　2．角膜前面収差
3．角膜後面から網膜までの収差　4．乱視

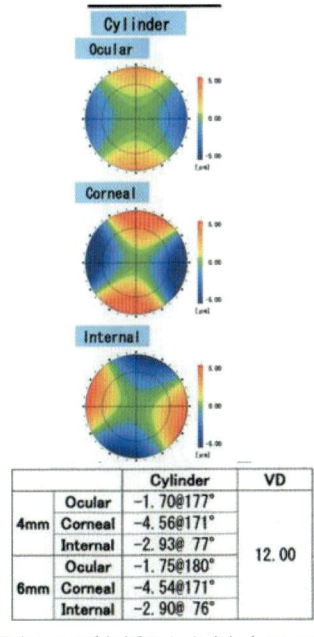

		Cylinder	VD
4mm	Ocular	-1.70@177°	
	Corneal	-4.56@171°	
	Internal	-2.93@ 77°	12.00
6mm	Ocular	-1.75@180°	
	Corneal	-4.54@171°	
	Internal	-2.90@ 76°	

トーリック眼内レンズを挿入した例（KR-9000PW 画像）
　角膜乱視－4.56D 軸 171°にほぼ直行する 77°に移植さ
れたトーリック眼内レンズが角膜乱視を矯正し，眼球
全体の乱視が－1.70D と低減している．
図 234　コンポーネントマップの乱視の列

- **IOL セレクションマップ**

    適正な眼内レンズを選択するために参考となるパラメーターを表示（図 235）。

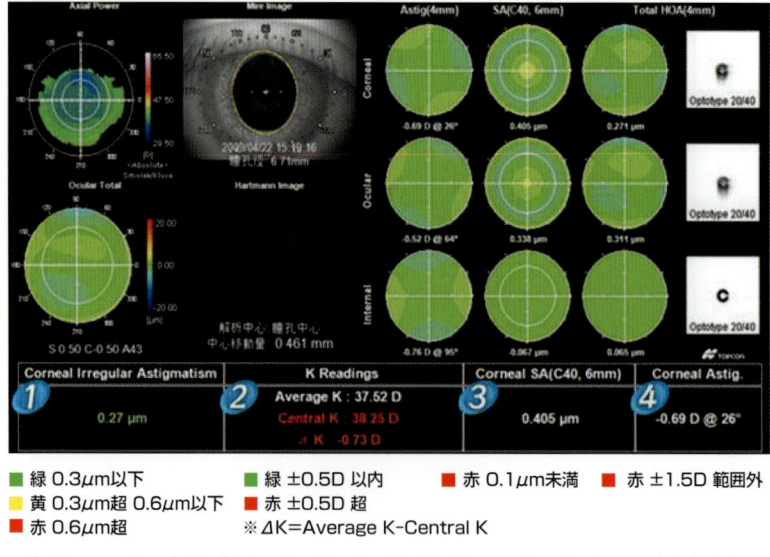

    図 235　IOL セレクションマップ（以下図 238 までトプコンより提供）

    1．角膜高次収差：術後の見え方の術前評価。値が高いと術後の矯正視力が不良と推察できる。
    2．K 値：特殊な IOL 計算式の選択。差分値が規定値外の場合，屈折矯正手術後の角膜の可能性がある。
    3．角膜球面収差：球面，非球面眼内レンズの適応選択を判断する。
    4．角膜乱視：角膜乱視の度数，軸を算出し，多焦点眼内レンズ，トーリック眼内レンズの適応か判断する。

- **PSF／MTF マップ**

    低次収差を完全矯正した場合のシミュレーションを表示（図 236）。

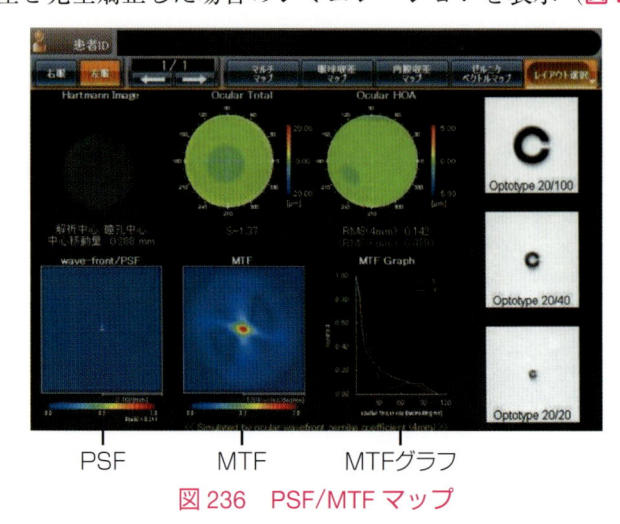

    図 236　PSF/MTF マップ

    PSF：点光源が収差の影響を受けてどのように見えるかを表示。
    MTF：コントラスト感度を表示。
    MTF グラフ：空間周波数ごとの感度を表示。縦軸にコントラスト感度，横軸に角度 1 度の中で識別できる縞模様の本数（cycle per degree）を表示。

※**瞳孔径測定モード**（図 237, 238）
　画面上の"R/K"ボタンをタッチし，瞳孔径測定モードにする。測定方法は通常と同様。
　多焦点眼内レンズ挿入を考えている患者に測定するとよい。

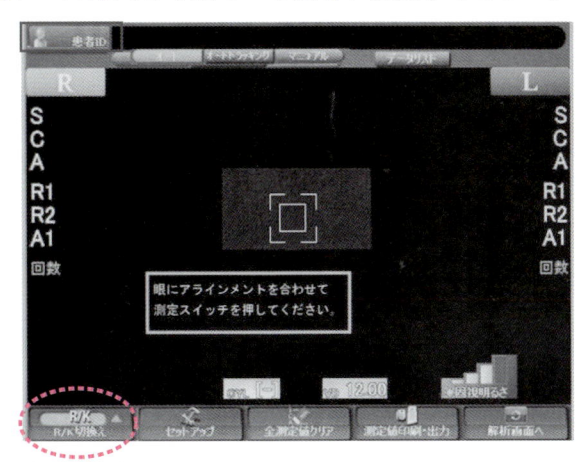

瞳孔径測定モードにする

図 237　瞳孔径測定モードの選択

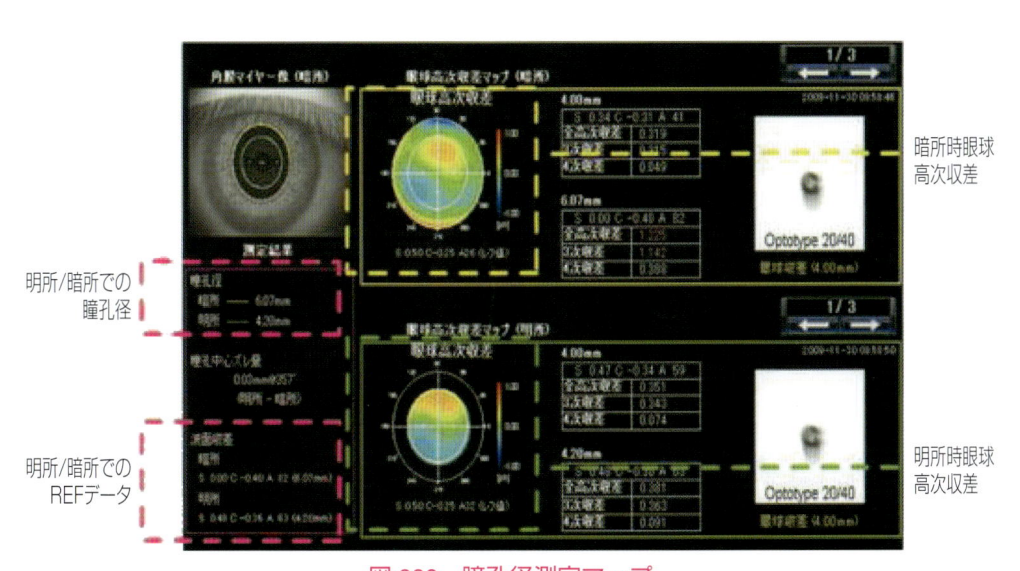

明所/暗所での瞳孔径

明所/暗所でのREFデータ

暗所時眼球高次収差

明所時眼球高次収差

図 238　瞳孔径測定マップ

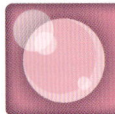

13 眼内レンズ計算

▶▶▶アクセスポイント

- 眼の屈折力は，角膜の屈折力，前房深度，眼軸長，水晶体の屈折力によって決まる。
- 眼内レンズの計算式には，幾何光学の模型眼から求めた理論式と，統計の重回帰分析から求めた経験式がある。
- 眼内レンズ計算（SRK/T式）には，角膜曲率半径，眼軸長，A定数が必要である。
- レンズの種類によりA定数は異なる。
- 超音波Aモード，またはIOLマスターに値を入力し，眼内レンズ度数を求める。
- 精度を向上させるため，施設ごと，術者ごとに補正したA定数を用いることが望ましい。

A 超音波Aモード

さぁ準備して！

・超音波Aモード
・角膜曲率半径データ

やってみよう！

①眼軸長測定後，"IOL"ボタンをタッチする（図239）。

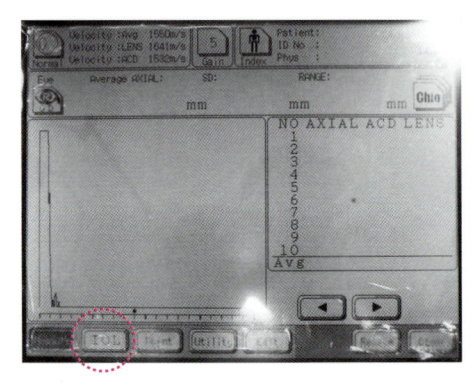

図239　IOLの選択

②術眼を選択する。
③計算式を選択する。

④角膜曲率半径，眼内レンズのA定数，術後の目標屈折値を入力する（図240）。
⑤プリントする（図241）。

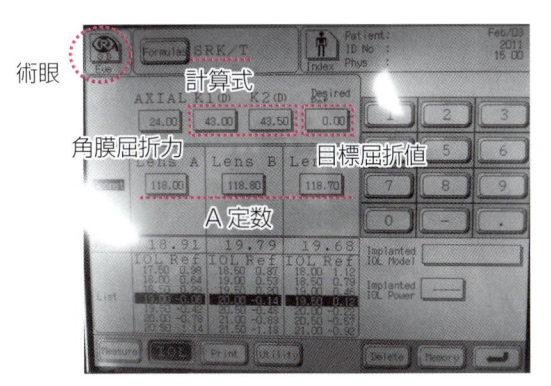

図240　入力項目の確認

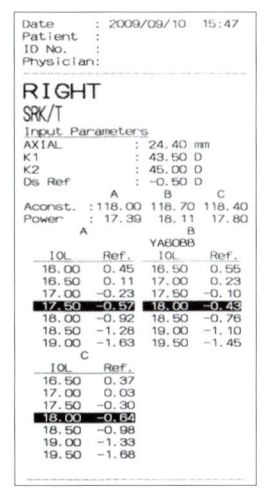

図241　計算結果

B IOL マスター

さぁ準備して！

・IOL マスター

やってみよう!

①眼軸長，角膜曲率半径測定後，"IOL"ボタンをクリックする（図242）。
②計算式を選択する。
③眼軸長，角膜曲率半径が入力されていることを確認し，術後目標屈折値を入力する。
④手術に用いるレンズを選択する（図243）。

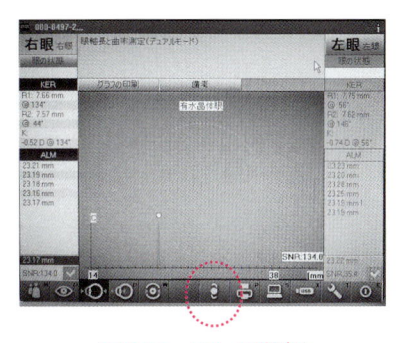

図242　IOL の選択

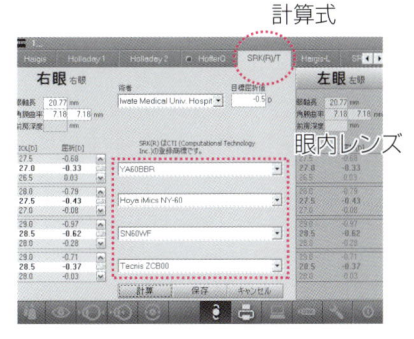

図243　入力項目の確認

⑤計算ボタンをクリックする。

⑥プリントする（図244）。

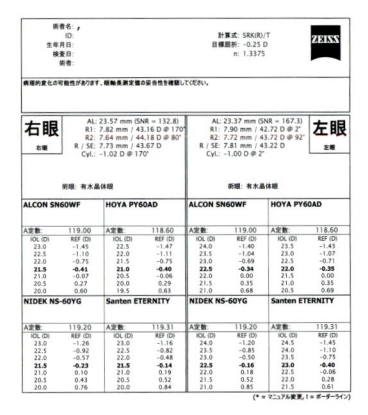

図244　計算結果

C　A定数の最適化

①設定画面🔧よりレンズデータベースの画面を開き，該当の術者を選択し，パスワード無しでログインする（図245）。

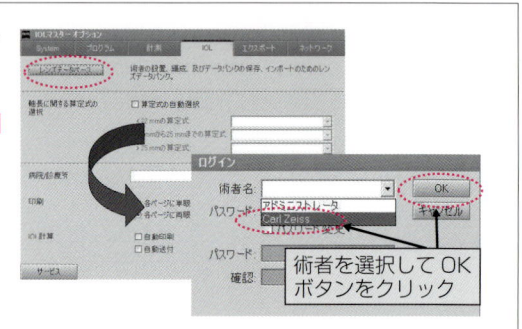

図245　術者選択
（以下図250までカールツァイスメディテックより提供）

②最適化するレンズを選択する（図246）。レンズごとに行う必要がある。

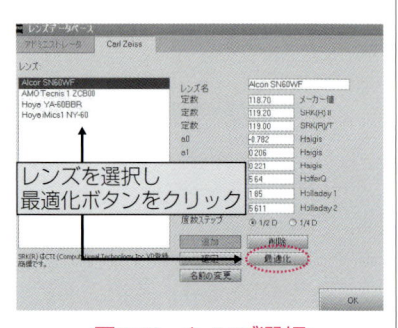

図246　レンズ選択

③"ロード"ボタンをクリックする（図247）。

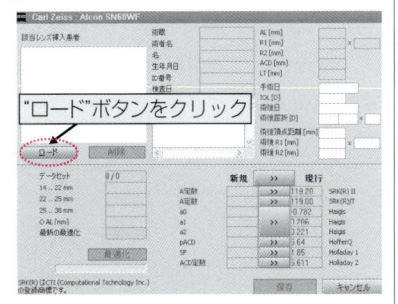

図247　データの読み込み

④患者データ一覧が右のテーブルに表示される。最適化したいレンズで手術を行った患者を1)～3)の手順で左のテーブル（該当レンズ挿入患者）に移動する（図248）。最低50眼で最適化を行う。

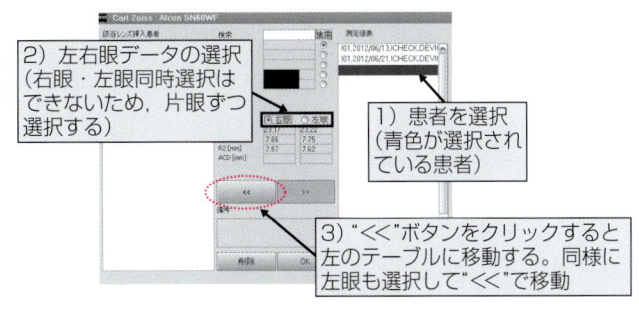

図248　データ選択

⑤最適化したいレンズで手術を行った患者を全て左のテーブルに移動し終えたら，"OK"ボタンで次画面に移る（図249）。

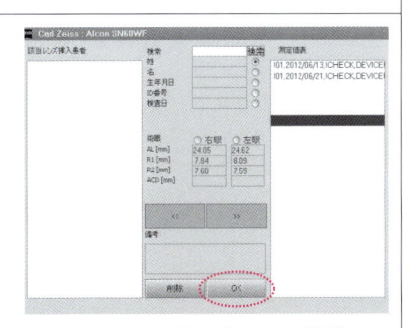

図249　選択データの移動

⑥1)～3)の手順に従い，左テーブルに移動した患者に挿入したIOL度数，術後屈折値を入力していく。全てが終了したら，"最適化"ボタンをクリックする（図250）。

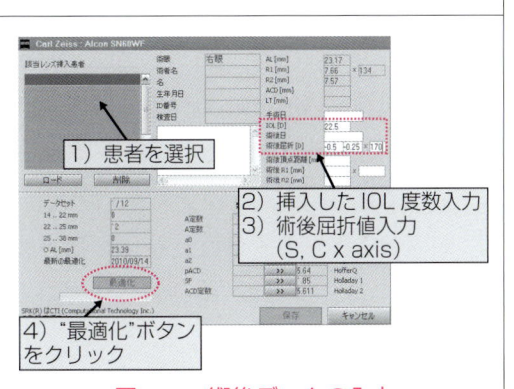

図250　術後データの入力

⑦ 1)～3)の手順でA定数を最適化し，終了する（図251）。

1) 最適化された各計算式のA定数が表示される
2) ">>"ボタンでA定数を更新する
3) 全てが終了したら，"保存"ボタンを押して終了

図251　A定数の最適化

D 光干渉式眼軸長測定装置

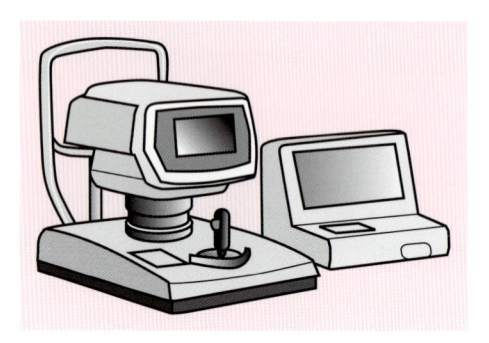

図252　光干渉式眼軸長測定装置 OA-1000

非接触型光干渉式眼軸長測定装置 OA-1000（トーメーコーポレーション）（図252）

①原理
- 光干渉

②特徴
- 短時間（約5秒）で最大10データ取得可能。
- 1日の測定回数の上限がない。
- 前房深度，角膜厚も測定可能。
- 超音波AモードまたはOA-1000用計算ユニットを用いて眼内レンズ計算をする。

E 光線追跡法（OKULIX）―IOL パワー計算ソフト

①特徴

- 角膜トポグラフィー（TMA-4 A，TMS-5，CASIA など）を測定し，直径 6 mm 内のデータから計算する。
- OKULIX は眼軸長から術後前房深度を予測している。
- SRK/T 式では K 値から術後前房深度を予測しているため，屈折矯正後の患者では術後屈折誤差（遠視化）が問題であった。
- OKULIX は A 定数の誤差を軽減している。
- 術後屈折誤差が少ない眼内レンズ計算法である。

②方法

- TMS-4 A，TMS-5（トーメーコーポレーション）で角膜トポグラフィーを測定後，眼軸長，術後ねらい値，瞳孔径を入力し計算する。

索引

あ
アプラネーション法　86

い
1m 視力表　30
イマージョンモード　87

う
ウェーブフロントアナライザー
　KR-1W　122

え
遠視　17
遠方視力検査　26

お
オートケラトレフラクトメータ
　　　　　　　　　20, 37
オプティックビジョンテスター
　6500　63

か
回折（現象）　5
角膜曲率半径測定　36
角膜屈折力　36
角膜形状/屈折力解析装置 OPD-
　Scan Ⅲ　115
角膜形状解析　115
角膜内皮検査　70
角膜内皮細胞　70
角膜内皮細胞測定　71
角膜内皮損傷　3
眼軸長・角膜厚測定装置 AL-4000
　　　　　　　　　　　91
眼軸長測定　81
眼内レンズ　1
眼内レンズ計算　128
眼内レンズ度数計算　9
眼内レンズ度数決定　81

き
輝度　51
偽水晶体眼　89
球面収差　6
球面収差，正の　6
球面収差，負の　6
近距離視力表　27
近見加入度数　34
近視　17
近方視力検査　27

く
グレア　46
屈折　4, 16
屈折検査　19
屈折率　4
屈折力　16

こ
50cm 視力表　30
コンタクトモード　87
コントラスト閾値　42
コントラスト感度　43
コントラスト感度検査装置　51
コントラスト感度特性　43
コントラストグレアテスター
　CGT-2000　67
コントラスト検査　45
コンポーネントマップ　124
光線追跡法　133
後嚢破損　2

さ
最小錯乱円　18
最大読書速度　32

し
シリコンオイル注入眼　89
視力　24
視力検査　25
視力表　30
自覚的屈折検査　23
自動解析　72
縞視標コントラスト感度　47
羞明　46
術後炎症　3
術後合併症　3
術後眼鏡処方　33
術後眼内炎　3
術後高眼圧　3
術中合併症　2
小数視力　35
焦点深度曲線　30
焦点深度測定　30
照度　51

す
スタームの間隔焦域　18
スパイク　96
スペキュラーマイクロスコープ
　EM-3000　74
スペキュラーマイクロスコープ
　SP-3000P　78
水晶体嚢外摘出術　1
水晶体嚢内摘出術　1
水浸法　86

せ
センター法　73
正視　16
正常波形　95
正乱視　17

そ
創口閉鎖不全　3

た
他覚的屈折検査　20
多焦点眼内レンズ　8

ち

チン小帯断裂　2
中間視力検査　30
超音波Aモード　82
超音波乳化吸引術　1

て

デフォーカス法　103
手持ち法　86
低コントラスト視力　45

と

トーリック眼内レンズ　7
瞳孔径検査　110
瞳孔径測定モード　127
読書視力　32
読書チャート　32

は

％コントラスト　42
波面収差　121
波面収差解析　121

ひ

非球面眼内レンズ　7
光干渉式眼軸長測定装置　132
光干渉式眼軸長測定装置IOLマスター　99
光干渉式眼軸長測定装置OA-1000　132
光干渉式眼軸長測定装置OA-1000 Advance　106
光干渉法　82

ふ

プリズム効果　34
プレンティスの公式　34
プロシオン P3000　112
不正乱視　18

ほ

傍中心法　103

ま

マニュアル解析　73
マルチマップ　124

む

無水晶体眼　89

も

文字コントラスト感度　45

ら

乱視　17

り

両眼電子瞳孔計 ET-200　110
臨界文字サイズ　32

れ

レチノマックス K-plus3　21
レンズスター LS900　109

欧文

A定数　100, 130
AL-4000　91
Axial Map　117
CAT-CP　51
CGT-2000　67
contrast sensitivity　43
contrast sensitivity function（CSF）　43
critical print size（CPS）　32
CSV-1000　60
CSV-1000E　47
CSV-1000RN　45
ET-200　110
Fセンター法　73
FA3809Ⅱ　71
FDTスクリーナー　46
illuminance　51
Instantaneous Map　118
Internal OPD Map　119
IOLセレクションマップ　126
IOLパワー計算ソフト　133
IOLマスター　39, 99
LC-10　55
log MAR視力　35
luminance　51
maximum reading speed（MRS）　32
Michelsonの公式　42
MNREAD-J　31
OA-1000　132
OA-1000 Advance　106
OKULIX　133
OPD Map　118
OPD-Scan Ⅲ　115
Pelli-Robson Contrast Sensitivity Chart　45, 57
PSF/MTFマップ　126
reading acuity（RA）　32
Refractive Map　118
signal-to-noise ratio（SNR）　104
Teller Acuity Card Testing　46
Topcon KR-8900　20, 37
Wavefront High Order Map　119
Wavefront Total Map　119
Zernile Graph　120

目でみる白内障検査の進めかた

定価(本体 4,500 円＋税)

2013 年 11 月 1 日　第 1 版第 1 刷発行

著　者　黒坂大次郎（くろさかだいじろう）
　　　　昆　　美保（こんみほ）
　　　　金子　亜季（かねこあき）
　　　　阿部麻里子（あべまりこ）

発行者　古谷　純朗

発行所　金原出版株式会社
　　　　〒 113-8687 東京都文京区湯島2-31-14
　　　　電話　編集　(03)3811-7162
　　　　　　　営業　(03)3811-7184
　　　　FAX　　　　(03)3813-0288
　　　　振替口座　00120-4-151494
　　　　http://www.kanehara-shuppan.co.jp/

ISBN 978-4-307-35155-3　　印刷・製本／三報社印刷㈱

© 2013

検印省略

Printed in Japan

JCOPY ＜(社)出版者著作権管理機構　委託出版物＞

本書の無断複写は著作権法上での例外を除き禁じられています．複写される場合は，そのつど事前に，(社)出版者著作権管理機構（電話 03-3513-6969, FAX 03-3513-6979, e-mail : info@jcopy.or.jp）の許諾を得てください．

小社は捺印または貼付紙をもって定価を変更致しません．
乱丁，落丁のものはお買上げ書店または小社にてお取り替え致します．

2013.10

豊富でわかりやすいイラストで解説した研修医、視能訓練士、必読の書 改訂版!!

目でみる 視力・屈折検査の進めかた

東京医科歯科大学名誉教授　所　敬　　東京医科歯科大学主任視能訓練士　山下牧子　共著　**改訂第2版**

B5判　168頁　130図　2色刷り　定価(本体4,300円＋税)　ISBN978-4-307-35125-6

2色刷り、わかりやすいイラストを駆使!! お馴染みの「目でみるシリーズ」第4弾 改訂版!!

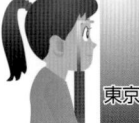

目でみる 視野検査の進めかた

東京逓信病院眼科部長　松元　俊　　東京逓信病院眼科視能訓練士　森本誠子　共著　**改訂第2版**

B5判　128頁　125図　2色刷り　定価(本体4,100円＋税)　ISBN978-4-307-35126-3

わかりやすいイラストで好評の「目でみるシリーズ」第3弾!!

目でみる 眼底検査の進めかた

佐賀医科大学眼科教授　沖波　聡　　佐賀医科大学眼科助教授　小林　博　共著

B5判　172頁　218図　2色刷り　定価(本体4,500円＋税)　ISBN978-4-307-35107-2

わかりやすいイラストで好評の「目でみるシリーズ」第2弾!!

目でみる 両眼視機能検査の進めかた

大阪大学教授　不二門　尚　　大阪医専視能訓練学科教務主事　小島ともゑ　共著

B5判　106頁　109図　2色刷り　定価(本体4,000円＋税)　ISBN978-4-307-35105-8

眼鏡とコンタクトレンズをビジュアルに理解する!!「目でみるシリーズ」第5弾!!

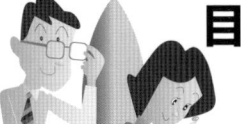

目でみる 眼鏡・コンタクトレンズの基礎と臨床の進めかた

山口大学医学部眼科.ウエダ眼科院長　植田喜一　　山口大学医学部眼科視能訓練士　小林泰子　　ウエダ眼科視能訓練士　中道綾子　共著

B5判　154頁　185図　原色50図　定価(本体4,800円＋税)　ISBN978-4-307-35138-6

視覚障害者や乳幼児の視機能検査に有効な電気生理学検査の決定版!!

目でみる 臨床視覚電気生理学検査の進めかた

慶應義塾大学名誉教授　小口芳久　著

B5判　66頁　73図　原色5図　定価(本体3,600円＋税)　ISBN978-4-307-35139-3

金原出版　〒113-8687 東京都文京区湯島2-31-14　TEL03-3811-7184(営業部直通)　FAX03-3813-0288
本の詳細、ご注文等はこちらから　http://www.kanehara-shuppan.co.jp/